LA ESENCIA DEL YOGA SUTRA

Sabiduría antigua para tu yoga

Por

Gueshe Michel Roach

y

Christie Mc Nally

Traducido por

Isidro Gordi

Ediciones Amara. Ciutadella de Menorca

Título original cedido por cortesía de Diamond Cutter Press:
The Essential Yoga Sutra. Ancient Wisdom for your yoga

Ediciones Amara. Ciutadella de Menorca

Publicado por vez primera en 2006
por Ediciones Amara

ISBN de la obra: 84-95094-19-3
Depósito Legal: B. 39.831-2006
Romargraf, S.A
L'Hospitalet de Llobregat

Dedicado a la memoria de Samuel D. Atkins

(1911-2002)

Profesor de Sánscrito,
Director del Departamento de Clásicos de la
Universidad de Princeton en Estados Unidos,
y un buen hombre

CONTENIDO

**Segunda piedra angular:
el Capítulo del Camino**

**Tercera Piedra Angular:
El Capítulo sobre la Práctica**

Cuarta Piedra Angular:
El Capítulo sobre la Pureza Total

Agradecimientos del traductor

Me siento gratamente obligado a destacar la ayuda que me han prestado Celia Gómez y Fernando Hernández, leyendo y releyendo la traducción, y aportando valiosos consejos para mejorarla.

La luz de la portada viene, como siempre, de la luz interior de Federica Mahieu, excelente pintora de tangkas tibetanas.

Isidro Gordi
Agosto 2006
Son Gall. Ciutadella de Menorca.

Prefacio

Animamos al lector a estudiar el "Índice de ideas importantes" al final de este libro. De este modo sabrás inmediatamente dónde buscar ayuda para cualquier duda personal que pueda aparecer.

Pensando en aquellos a los que pudiera gustarles recitar el sutra hemos incluido la versión sánscrita, aproximando al máximo la pronunciación al inglés, y evitando aquellas formas fonéticas que no encontraríamos en el inglés común.

Por favor, toma nota de que *a-a* debe leerse como una ah, alargando su sonido. Estas divisiones se utilizan cuando dos palabras se juntan, pero sin alterar la pronunciación o métrica de la recitación.

Los autores deseamos agradecer la amable ayuda recibida del *Assian Classics Input Proyect,* y de su director John Brady, por dejarnos acceder a su base de datos que cuenta con miles de antiguos manuscritos originales de Asia, con lo que hemos complementado esta traducción del Yoga Sutra

También queremos dar las gracias al Dr. M.A Jayashree y al Dr. M.A. Narasimhande de la universidad de Mysore y de la Universidad de Bangalore, en India, por compartir con nosotros su búsqueda de lecturas alternativas de los manuscritos primitivos del Yoga Sutra, escritos sobre hojas de palmera.

Al Ven. Brian K. Smith, profesor que imparte esta materia en la Universidad de California, en Riverside, a la Universidad de Loyola Marymount, y a la Universidad Diamond Mountain que con gran cuidado cotejaron para nosotros las variaciones del texto en sánscrito.

Finalmente, deseamos expresar nuestro infinito agradecimiento a todos nuestros Maestros en India, Tíbet y Occidente por invertir miles de horas de su tiempo transmitiéndonos esta enseñanza con suma paciencia.

Un libro breve sobre Yoga:
Los Sutras del Yoga del Maestro Patanjali

Patanjala Yoga Sutram

Un sutra es un libro corto que nos explica lo más esencial de algo: ideas estrechamente unidas y cosidas con un hilo. *Los Sutras del Yoga* es el libro madre del yoga. Fue escrito hace unos dos mil años por el Maestro Patanjali.

El Maestro Patanjali fue un gran yogui; conocía las posturas físicas del yoga y el arte de la respiración: el yoga del cuerpo. También era un gran pensador y meditador, un maestro del yoga mental. Escribió asimismo célebres libros sobre medicina y sánscrito, la antigua lengua de la que provienen, prácticamente, todos nuestros idiomas. Es conocido además como el padre de la danza clásica de la India.

Bailarín, médico, yogui, pensador, maestro de palabras antiguas… ¿qué tienen todos estos en común?

Como veremos, el yoga tiene muchos significados. Uno de ellos es la unión de los aires en nuestro cuerpo interno: los unimos con nuestro yoga, cuando pensamos y comprendemos. Los aires cantarán en nuestro interior, las primeras palabras. Ellos fluirán libres y nos obligarán a bailar y a apresurarnos a curar a los demás.

Primera Piedra Angular

El Capítulo sobre la Meditación

Pratamah samadhi padah

Los Sutras del Yoga tienen cuatro capítulos: cuatro piedras angulares sobre las que se sostienen, como una mesa sobre sus cuatro patas.

El primer capítulo describe cinco etapas decisivas por las que todos pasamos durante nuestro viaje espiritual. Este viaje siempre empieza a partir del dolor: vemos la muerte, vemos a la gente sufrir y deseamos salvarlos. El viaje termina cuando, al final, nos transformamos en un ser sagrado con el poder necesario para hacerlo.

Entre su principio y su final, la carretera por la que viajamos tiene cinco partes: cinco senderos cada uno de los cuales dirige al siguiente, cada uno caracterizado por sus propios logros específicos. Ascender de un sendero a otro solo se puede hacer de un modo: estando en profunda meditación. Debemos aprender a meditar.

Es por esto, pues, que el primer capítulo, el relativo a los cinco senderos, se llama el Capítulo de la Meditación.

I.1 Revisaré ahora para ti
cómo nos volvemos completos.

Atha yoga anyshashanam

Otro significado del yoga es volvernos completos. A nivel último solo nos volvemos completos cuando podemos ayudar a los demás con respecto a las cosas que importan de verdad: cuando podemos ayudarles a comprender cómo vinieron a este mundo, para qué es la vida, y si ésta ha de terminar con la pérdida de todo.

«Por este motivo, pues –dice el Maestro Patanjali–, escribo mi libro corto». Quiere que sepamos, desde el principio mismo, que su libro contiene algo de suma importancia, algo digno de las preciosas horas de nuestra vida.

«Y yo solo *revisaré* –dice el Maestro–, lo que he escuchado de mis santos maestros». De este modo ataca su propio orgullo: no tengo nada nuevo que decirte, y nada hay aquí que yo me haya inventado. Solo soy un recipiente de la sabiduría de todos los tiempos, y te la transmito comprobada, experimentada y sin adulterar.

Él dice "yo escribiré" este libro porque, cuando un maestro promete hacer algo, lo hace o se muere en el intento.

Los grandes libros de la India empiezan con estos nobles temas. Su poder, su karma, detiene todos los obstáculos que puedan dificultar la labor que ahora empezamos.

> I.2 Nos volvemos completos al detener
> el modo en que la mente funciona.

Yogash chitta virtti nirodhah

Estas son, probablemente, las palabras más importantes de los *Sutras del Yoga*. Aquí el Maestro explica otro sentido del yoga: aprender a detener el Gran Error.

¿Cuál es el Gran Error? El modo en que nuestra mente funciona, y significa que pone las cosas al revés de un modo erróneo. Una madre lleva a su hijo pequeño al cine. En la pantalla, un hombre está dañando a un cachorro. El niño llora y se acerca para detenerle. Quizás el niño logra llegar a la pantalla, y trata de golpearlo. Pero esto no detiene al hombre, no tiene nada que ver con él. Y, en el proceso, el niño se hace daño en la mano.

Nuestra mente comete el mismo error; cada día, cada momento del día. Hemos de detener esta equivocación, y esto es yoga. El dolor es real, sí, y realmente daña a la gente, pero solo lo podemos detener si dejamos de malinterpretar su origen. Y esto es lo que los *Sutras del Yoga* nos enseñan.

I.3-4 Cuando llega ese día
El visionario empieza a morar
en su verdadera naturaleza En caso contrario, sigue
este modo de funcionar.

Tada drastuh svarupevasthanam.
Virtti sarupyam itaratra.

El día más importante en nuestro viaje espiritual es cuando detenemos por vez primera el Gran Error, cuando dejamos de ver las cosas de modo equivocado: el niño se da cuenta de que, en realidad, el malo no está en la pantalla.

La primera vez solo dura fugazmente. Acto seguido, aunque no lo queramos, volvemos a reincidir en el mismo viejo error mental, pero durante unos minutos vemos el modo en que existimos de verdad: vemos que no somos para nada lo que siempre creímos ser.

Estos preciosos minutos —nuestro primer contacto con la realidad última— se llama el Sendero de la Visión: no porque veamos estas cosas con nuestros ojos, sino porque las vemos desde una meditación muy profunda, con nuestra mente.

Hasta el día en que veamos dicha realidad, nuestra vida seguirá cometiendo el trágico error en el que cae nuestra mente: poner las cosas al revés, de modo erróneo —hasta que el niño vea bien la naturaleza de las cosas, seguirá golpeando al malo en la pantalla, dañándose a sí mismo y a su madre también—.

> I.5-6 La mente funciona de cinco modos diferentes.
> Estos pueden estar vinculados a las aflicciones o estar
> libres de ellas. Los cinco son: las percepciones correctas,
> las percepciones erróneas, la imaginación, el sueño y los
> recuerdos.

Virttayah panchatayyah klishta-aklishtah.
Pramana viparyaya vikalpa nidra smirtayah.

En general, la mente funciona o actúa de muchos modos diferentes: los antiguos libros de la India señalan cientos de funciones mentales distintas. No obstante, aquí el Maestro decide presentar sólo cinco estados mentales porque, durante un día, nuestra mente siempre se encontrará en uno de ellos.

Es decir, normalmente, a lo largo del día, percibimos correctamente la mayoría de las cosas (es cierto que puedo malinterpretar *cómo* existo, pero no el hecho de *que* yo existo). No obstante, en ocasiones sí cometemos errores sobre lo que vemos, y después lo pagamos caro.

Usamos nuestra imaginación para hacer planes o para soñar despiertos, y pasamos una buena parte de cada día en el sueño. Constantemente traemos a la mente nuestros recuerdos.

En ocasiones, nuestros estados mentales están contaminados por pensamientos negativos, pensamientos que nos afligen y nos hacen infelices. El pensamiento negativo último es el Gran Error.

El objetivo de la práctica de yoga no es detener todos los pensamientos —esto sería como lanzar al bebé con el agua de la bañera— simplemente queremos detener el error y toda la infelicidad que causa. A nivel último, queremos hacer que nuestra mente sea clara, feliz y amorosa.

I.7 Las diferentes clases de percepción correcta
Son las directas, las deductivas o las basadas en una autoridad.

Pratyaksha-anumana-agamah pramanani.

Vemos correctamente la mayoría de cosas que percibimos. Incluso durante los breves instantes que tardamos en levantarnos de la cama por la mañana, ya hemos tenido cientos de percepciones correctas: el sol brilla, estos son mis calcetines, el desayuno huele bien.

Las percepciones correctas son poderosas. Cuando vemos algo mediante una percepción correcta, podemos verdaderamente afirmar que existe. Las percepciones correctas son de tres tipos. La mayoría de ellas son directas: veo un color, oigo un sonido, huelo, saboreo o toco algo. Ser consciente de nuestros pensamientos también es una percepción correcta directa.

La deducción es otro tipo de percepción correcta: quizás no puedo ver mis calcetines en el suelo por la mañana si mis pantalones los cubren, pero si los dejé allí la noche anterior, y no he tenido ninguna visita, sé positivamente —es decir, como si los viera— que allí mismo están los calcetines.

El último tipo de percepción correcta es el que se basa en una autoridad: si estoy en mi dormitorio, desde donde no alcanzo a ver la cocina, y mi madre me dice que aún queda desayuno, sé positivamente que es así, porque es una persona en quien confío.

I.8 Las percepciones erróneas son impresiones aparentes basadas en apariencias falsas.

Viparyayo mithya jnyanam atadrupa pratistham.

En medio de cientos o miles de percepciones correctas, podríamos confundir algo completamente. Por ejemplo, conduzco por la carretera al atardecer de un día de otoño ventoso, y un ratoncito atraviesa la carretera pasando por debajo de mis ruedas. Freno de golpe. Después me doy cuenta de que "el ratoncito" sólo era una falsa apariencia: en realidad era una hoja seca impulsada por el viento. Al instante, mientras sigo conduciendo, aparece este fugaz sentimiento de vacío —el ratoncito ha desaparecido, nunca ha estado allí—, seguido del sentimiento de sentirse un estúpido.

No obstante, es esencial darse cuenta de que, a un nivel, incluso nuestras percepciones correctas son incorrectas. Es decir, los calcetines en mi mano son calcetines, esto es correcto, pero en lo más profundo de mi corazón estoy convencido de que están en mi mano porque son míos, porque los encontré en la tienda y los compré. *Éstas* ideas sobre mis calcetines son incorrectas. Esta clase de calcetines no existe —son como el malo en la película—. Todo ello forma parte del Gran Error, una percepción errónea que causa todo el dolor en el mundo.

I.9-11 La imaginación es una impresión mental
que sigue a una palabra, y está desprovista de cualquier base
concreta. El sueño es cuando la mente funciona
sin ningún objeto que la ayude a manifestarse.
La memoria es la capacidad de no olvidar un objeto que
ya has experimentado.

Shabda jnyaya-anupati vastu shunyo vikalpah.
Abhava pratyaya vishaya-asampramoshah smirtih.

Cuando planeamos una cena, vemos en nuestra mente la comida terminada, aunque dicha comida todavía no se corresponda con ninguna cosa concreta. Las palabras "¿Qué hay para cenar?" inspiran esta escena en nuestra imaginación.

La mayoría de nuestras percepciones durante el día son impulsadas por algún objeto externo: ver una manzana es activado por ella —en cierto sentido, verla depende de la manzana—.

Cuando dormimos o soñamos puede no haber ningún objeto externo, pero aun así la mente funciona o trabaja, a un nivel sutil.

Cuando tenemos el recuerdo de algo, una vez más, no hay objeto externo: solo una imagen aproximada en la mente, una especie de nota taquigráfica que nos recuerda algo.

Y así, en el curso de un día, la mente se abre camino en medio de diferentes objetos externos y de imágenes internas o pensamientos. Pero, a menos que entendamos de verdad las cosas, a menos que comprendamos lo que significa de verdad el yoga, cada percepción e imaginación que podamos tener está infectada por el Gran Error. Sentir una emoción fuerte surge por culpa de lo que creemos ver —y por esto el niño le propina un puñetazo al malo en la pantalla—.

I.12-13 Detenerlo requiere una práctica constante y
abandonar tus apegos. Una práctica constante significa
esforzarse por estar allí

Abhyasa vairagyabhyam tan nirodah
Tatra sthitau yatnobhyasah

La manera de detener el Gran Error es atravesar los cinco senderos. Llegamos al primer sendero cuando dejamos de lado nuestros apegos, lo cual requiere desarrollar el hábito de practicar constantemente.

En general, "práctica constante" se refiere a la voluntad de trabajar duro para llegar a nuestro destino perfecto, el que se encuentra más allá de los errores que comete la mente. En palabras simples, sin tener una motivación muy fuerte para lograrlo, nunca completaremos el duro trabajo que es necesario para llegar a nuestro destino.

Esta motivación nos llega a todos en algún momento de la vida, especialmente cuando sufrimos algún desastre o tragedia personal: la persona que más estimamos se muere, descubrimos que tenemos un cáncer... cualquier cosa que nos haga ser conscientes de las cosas que, de verdad, son importantes. La gente sufre, y ayudarle depende de nosotros. Nuestro destino es convertirnos en alguien capaz de ayudarle.

Empezamos con una práctica interna diaria. Siempre ha de incluir tres elementos esenciales: procurar no herir a los demás, aprender a rezar o meditar y explorar sin descanso la pregunta: "¿de dónde proceden las cosas realmente?"

I. 14 Debes cultivar la práctica durante un largo periodo de tiempo; ésta debe ser constante, sin interrupciones y debe hacerse correctamente, porque es entonces cuando se establecen firmes cimientos.

Sa tu dirgha kala nairantarya
Satkara-asevito dirdha bhumih

Transformar la mente, el corazón, es infinitamente más difícil que cualquier otra cosa que hagamos —exige más que la educación, el trabajo o cuidar de una familia—. Lleva tiempo y hemos de dedicárselo: todo el que haga falta.

Debemos dedicarle tiempo cada día: la práctica espiritual debe ser una parte habitual de nuestro día, tan importante como trabajar, comer o dormir. Nuestra mente es infinitamente poderosa. Podemos aprender a ser diestros en cualquier cosa, siempre y cuando le dediquemos una o dos horas de práctica al día. Pero *cada* día.

Todos sabemos que hay maneras correctas e incorrectas de reparar un coche. Si tratas de repararlo sin saber lo que haces, puedes cometer errores que te costarán muy caros. Arreglar nuestro corazón y nuestra mente no es diferente. Hemos de saber lo que estamos haciendo: necesitamos instrucciones claras y precisas sobre qué hacer, de personas que ya lo han conseguido.

Aprender a mantener una práctica diaria que sea realmente efectiva es el fundamento perfecto para entrar en el primero de los cinco senderos.

I.15 Dejar tus apegos es la decisión de poder controlar tu ansia por experiencias, percibidas o que únicamente has escuchado.

Drishta-anushravika vishaya vitirshnasya
Vashikara sanjnja vairagyam.

Nuestro destino, el de cada uno de nosotros, es el de llegar a salvar al mundo. Sí, podemos hacerlo y lo haremos. En lo más profundo de nosotros sabemos que esto es lo que queremos hacer, y que es el motivo por el que estamos en este mundo. En cierto modo soñamos con esto todo el tiempo. Es el motivo por el que, prácticamente, todas las novelas y películas creadas por nuestra cultura incluyen a una heroína o a un héroe que salva a los demás: porque es lo que nosotros queremos hacer, necesitamos hacerlo.

Así pues, entramos en el primero de los cinco senderos. Se llama el Sendero de Acumulación –acumular suficiente virtud, suficiente poder personal para transformarnos a nosotros y a nuestro mundo–. Damos este paso cuando decidimos que ya no podemos soportar más el dolor a nuestro alrededor.

A partir de entonces ya no perderemos más tiempo en las distracciones sin sentido de la vida –hemos de simplificar nuestra vida, concentrarnos en lo que es realmente importante: no podemos seguir invirtiendo más tiempo únicamente en trabajar, comer, dormir y morir–, no podemos perder más tiempo en periódicos y televisión para escuchar el modo en que los demás están desperdiciando su tiempo.

I.16 En su forma más elevada es la libertad del apego
a las cosas sólidas, obtenida por aquel a quien
se le ha revelado la verdadera naturaleza de la persona.

Tat param purusha khyater guna vaitirshnyam.

Cuando hacemos un viaje en avión tendemos a enfocarnos en cosas pequeñas: la comida, la película, la persona a nuestro lado. Pero si el avión, de repente, empieza a caer en picado, las olvidamos todas: pensamos en la muerte, en lo que hicimos en nuestra vida, en lo que podría ocurrir después de muertos.

No obstante, podemos morir (y así será) en cualquier momento, incluso sentados en el sofá en casa. El avión está en todo momento cayendo en picado. Es correcto disfrutar de la vida, lo deberíamos hacer, pero también deberíamos disfrutar la labor de encontrar su sentido más profundo, y no desperdiciar nuestra vida en pequeñas distracciones y apegos.

El peor apego de todos es estar enganchado a la idea de que las cosas que nos rodean existen externamente –por sí mismas, de modo concreto–, en el sentido de que no dependen de cómo vivimos nuestra vida.

Empezamos a comprender esta idea errónea cuando llegamos al segundo sendero: el Sendero de Preparación. Aquí empezamos a darnos cuenta, aunque sólo sea intelectualmente, de que nuestra verdadera naturaleza y la de todo lo demás depende muchísimo del modo en que tratamos a los demás.

I. 17 Observar, examinar, placer profundo y estar consigo
mismo todavía son del tipo hecho conscientemente,
ya que dirigen al de la forma.

Vitarka vichara-ananda-asmita
Rupa-anugamat samprajnyatah.

En el Sendero de Preparación, empezamos a meditar seriamente para comprender el modo en que existen las cosas. Nuestra cultura es nueva en el arte de la meditación y hay cientos de tipos diferentes, además de que algunos de ellos solo resultan ser un escape temporal.

La meditación es una herramienta muy profunda. Hemos de usarla para repararnos a nosotros y al mundo para siempre. Utilizar la meditación sólo para sentirse bien un rato es como aquel cirujano que usa la anestesia para sí mismo, y deja al paciente morir en la mesa de operaciones.

Hay cuatro tipos de meditación que, una vez hayamos fallecido, pueden conducirnos a un sitio inútil, llamado el Reino de la Forma. Algunas de estas meditaciones, practicadas sin un estado mental infectado por el Gran Error, pueden salvar tu vida. Has de aprender la diferencia de un Maestro cualificado.

Ascender por estos cuatro tipos de meditación es similar a escuchar tu canción favorita. Al principio solo notas que suena la canción. Después, empiezas a examinar la belleza de las palabras y la melodía: un sentimiento de profundo placer te inunda y, por último, vas más allá del placer y te pierdes completamente en la canción.

I. 18-19 Aquel tipo en el que todavía tienes semillas
sin madurar, pero en el que, gracias a tu práctica previa,
se suprime el factor, es el otro tipo.
Los que permanecen en aquella naturaleza, en el factor de
convertirse, cogen el mismo cuerpo físico burdo.

Virama pratyaya-abhyasa purvah
Sanskara shesonyah.
Bhava pratyaya videha prakirti layanam.

Tenemos billones y billones de semillas en la mente, plantadas al haber perjudicado o cuidado a los seres que nos rodean. Cuando llega el momento apropiado, semillas específicas brotan en la mente, casi a la velocidad de los fotogramas en una película, y vemos desplegarse nuestra vida.

Las semillas que aún no han brotado se llaman semillas "verdes". El factor que hace brotar las semillas perjudiciales es, sencillamente, el ver las cosas de modo erróneo. Cuando practicamos bien, es decir, cuando aprendemos a evitar las trampas de la meditación y la usamos de este otro modo, el correcto, podemos evitar que broten semillas negativas.

La muerte acontece a causa de una semilla negativa que brota. El cuerpo solo envejece por culpa de las malas semillas que maduran. Este es el secreto del néctar de la vida.

Cuando las semillas malas están a punto de brotar, lo llamamos "convertirse". Esto sucede por seguir con nuestro viejo hábito: ver las cosas de modo erróneo. Estas semillas son las que nos dieron un cuerpo mortal en primer lugar, y podemos transformarlo, cambiando las semillas.

> 1.20 Los otros deben usar primero la confianza,
> El esfuerzo, la atención, la meditación y la sabiduría.

Shraddha virya smirti samadhi
Prajnya purvaka itaresham.

Queremos ser personas que siguen el "otro tipo" de meditación y práctica –que trascienden un cuerpo de carne y sangre–. Para ello hemos de conocer los Cinco Poderes: cinco habilidades espirituales que nos hacen atravesar rápidamente el Sendero de Preparación.

El primer poder es la confianza. No se trata de fe ciega sino, más bien, de una profunda atracción por las maravillas de la vida espiritual, una vez hemos oído acerca de ellas y comprendemos que las podemos conseguir. Después, de modo natural, surge el esfuerzo: cuando conoces el sabor de las galletas de chocolate, estás dispuesto a soportar cualquier trabajo para conseguir una. El esfuerzo espiritual se refiere a estar contento haciendo el bien a los demás.

A un nivel, la atención consiste en estar presente: estar aquí y ahora, sin distraerse con lo que ha sucedido o lo que podría suceder. A otro nivel es procurar que lo que hacemos, decimos o pensamos sea noble. La forma más elevada de atención es mantener nuestra mente en la pregunta: "¿cuál es el origen de las cosas que nos suceden?" La meditación aquí es la capacidad de pensar profundamente en esta pregunta sin divagar. Y formulárnosla en esta meditación es sabiduría.

I.21-22 El objetivo es alcanzado por aquellos que actúan con intensa dedicación y sentido de urgencia. Hay, además, una distinción entre menor, medio y superior.

Tivra samveganam asannah
Mirdu madhya-adhimatratvat
Tatopi visheshah.

Si un niño se cae al fuego, su madre actuará de inmediato. La gente que lleva una vida normal corre mayor peligro que el niño. En el Sendero de Preparación, atravesamos cuatro etapas que nos preparan para el sendero siguiente, el crucial Sendero de la Visión. Las cuatro etapas se llaman Tibio, Cima, Dominio y Objeto más Elevado. Las cinco habilidades espirituales se desarrollan en cada una de estas etapas, los Cinco Poderes se convierten en las Cinco Cimas, después en las Cinco Fuerzas y, finalmente, en Los Cinco Objetos más Elevados.

Las cuatro etapas representan una comprensión cada vez mayor del Gran Error –una comprensión más sofisticada del origen real de las cosas–. Las etapas empiezan con el conocimiento de que, probablemente, los objetos que nos rodean podrían venir de nosotros. Terminan cuando dirigimos esta comprensión hacia el interior, a nuestra propia mente.

Una persona al final de la cuarta etapa podría encontrarse de pie, observando un cazo de agua en el fogón de la cocina y, de repente, comprender que solo está observando una imagen perfecta de un cazo en su propia mente. Después de todo, los ojos no piensan, solo pueden ver un objeto plateado circular.

I.23-24 Y otra manera es pedirle al Maestro que otorgue sus
bendiciones. Un Maestro es una persona extraordinaria que
no se ve afectada por las aflicciones mentales,
Por los actos, su maduración y su almacenaje.

Ishvara pranidhanad va
Klesha karma vipaka-ashayair
Aparamirshtah purusha
Vishesha ishvara.

Desarrollar los Cinco Poderes, hasta llegar a una experiencia
como lo del cazo en el fogón, puede tomar mucho tiempo.
Otro modo de llegar a ello es, simplemente, buscar el extraordinario poder que viene del contacto directo con un
Maestro, una persona viva que ha experimentado estas cosas
directamente y que nos las pueda enseñar.

Hay cosas que, de ningún modo, podemos aprender
de las páginas muertas de un libro o de los cables de un
ordenador.

Es una tarea imperativa encontrar a nuestro propio Maestro personal. Es un arte en sí mismo. Tómate el tiempo necesario. Busca a una persona que entienda de verdad de dónde
vienen las cosas. Esto hará de ella alguien gentil y noble, ya
que dicha comprensión es lo único que puede detener, para
siempre, pensamientos negativos como el odio.

Sin odio, no perjudicamos a los demás. Sin perjudicar a
los demás, no creamos nuevas semillas negativas en la mente. Y la comprensión misma de este hecho significa que las
bombas previamente almacenadas en la mente, sencillamente
nunca explotarán.

Busca pues un Maestro que entienda el proceso.

I.25-26 Aquí, en el mejor de los modos, se encuentra la semilla para conocer todas las cosas. Este Maestro es, asimismo, uno de aquellos que en el pasado nunca quiso estar separado del suyo, ni por un instante.

Tatra niratishayam sarvajnya bijam.
Sa purvesham api guruh
kalena anavachedat

Las cosas que nos rodean son producto de las semillas en nuestra mente. Y lo mismo sucede con la gente. En un sentido pues, nosotros creamos a nuestro propio Maestro espiritual.

Cuando encuentras a un Maestro que es verdaderamente cualificado, y tienes la oportunidad de servirle, se produce una especie de magia. Tampoco se trata de fe ciega: con los ojos bien abiertos, después de haber investigado a la persona, siendo cuidadosamente consciente de las debilidades humanas (y sabiendo que el modo que tenemos de ver a los demás también viene de nosotros), nos comprometemos a la alegría que resulta de trabajar estrechamente con un guía espiritual, y servirle a él o a ella, y a su sagrada labor. No hay un modo mejor de plantar la semilla para convertirse en un ser Iluminado perfecto capaz de ayudar a todos los seres.

El vínculo entre nosotros y el guía espiritual es la relación más dulce y significativa que podamos disfrutar. A nivel último, ayudará a incontables personas. Es por esta razón también que puede atraer grandes obstáculos: cuanto más poderosa es la virtud, más poderosas son las fuerzas negativas que se sienten atraídas.

Permanezcamos lo más cerca posible del Maestro y de los buenos amigos: la bondad se pegará a nosotros.

I.27-29 Invocarles es la primera de todas las oraciones.
Debes repetir esta oración, y reflexionar bien en su
significado. Con esto obtendrás la capacidad de enfocar la
mente en
tu interior y evitar todos los obstáculos.

Tasya vachakah pranavah
Taj japas tad artha bhavanam
Tatah pratyak chetana
Adhigamopyantaraya-abhavash cha.

Estas líneas tratan del mantra. Un mantra es una oración
breve y esencial que hace realidad los deseos. Un mantra
solo funciona si se cumplen dos requisitos: debe provenir
de una persona santa, y el individuo que lo recita debe ser
amable con los demás.

Hay incontables tipos de mantras u oraciones. La más
elevada de todas es, sencillamente, pedir ayuda al Maestro
personal. Incluso recitar para nosotros su nombre en voz baja
a lo largo del día es suficiente, siempre y cuando la mente
esté enfocada en cómo tu Maestro te enseñará a ayudar a
los demás.

Repetir esta Oración del Maestro mantiene la mente in-
teriorizada y menos absorta en el mundo exterior. Debido al
extraordinario poder que surge cuando un Maestro espiritual
y un estudiante espiritual se honran y sirven uno al otro
puramente, todos los obstáculos de tu vida se desvanecen.

Si lo deseas, cuando lo recitas, puedes añadir la palabra
"om" antes del nombre de tu Maestro. Este sonido sagrado
consta de tres partes que representan los actos, las palabras y
los pensamientos totalmente puros que usaremos para ayudar
a los demás a llegar al final de los cinco senderos.

I. 30a Los obstáculos ocurren cuando la mente está distraída;
y esto puede ser causado por enfermedades, una mente
espesa, tener dudas, el descuido, la pereza…

Vyadhi styana sanshaya pramada-alasya
avirati brhanti darshana- alabdha
bhumikatva- anavasthitatvani
chitta vikshepas tentarayah

Tenemos demasiadas cosas que hacer y demasiado en qué pensar. Todo depende de nuestra propia elección pero, llegado el caso, esto puede empeorar. Aquí empieza una lista de los principales obstáculos que encontramos en la vida espiritual.

La enfermedad, obviamente, es un obstáculo, pero también puede convertirse en una satisfactoria práctica espiritual. Puede inspirarnos a trabajar en lo que realmente importa en la vida, y nos hace más humildes y solidarios con los que sufren o tienen problemas.

La mente espesa o pesadez mental aparece, por ejemplo, cuando no hemos dormido lo suficiente, o por haber comido demasiado. Nuestra cultura ha perfeccionado la glotonería y ha abolido la palabra. Impide que la mente funcione rápidamente y con claridad.

La meditación incorrecta también puede dejarnos con la mente espesa. La auténtica meditación nos proporciona una mente fuerte, brillante, clara, que nos capacita para hacer bien cualquier cosa, desde la vajilla al ordenador, y de ahí a la realidad última. Examinar las ideas espirituales de modo crítico es excelente; en cambio, la duda que evita el trabajo de cuestionarnos nuestra forma de vida no lo es. El descuido consiste en no ser conscientes de cómo nuestros actos afectan a los demás y a nosotros mismos; el alcohol y las drogas son una manera ideal de cultivar el descuido. La pereza ocurre cuando no queremos hacer cosas que sabemos que son buenas y provechosas para los demás.

I.30b… y por visiones erróneas del mundo que se dejan sin
corregir, por fallar en lograr niveles específicos,
o por no estar firmemente establecido en ellos.

El modo de ver mundo –nuestra visión del mundo– es, al final, lo único que determina si vamos a sufrir o a encontramos con la verdadera felicidad.

Es extremadamente importante darse cuenta de que toda una civilización puede quedar atrapada durante años en una visión equivocada y desastrosa del mundo. Durante miles de años personas sensatas creían que la tierra era plana. Los valientes y amantes de la democracia que fundaron los Estados Unidos tenían como esclavos a seres humanos a los que consideraban animales, no gente.

Nuestra cultura actual tiene sus propias ideas erróneas sobre el mundo, y son las que causan el hambre, la pobreza, la enfermedad y las guerras. Si nuestra cosmovisión causa dolor a los demás y a nosotros mismos, debemos buscar una mejor, una que funcione. Si no funciona, no podemos seguir a la ligera todo lo que hemos aprendido de niños –provenga de nuestros padres, escuelas, iglesias o gobiernos–. El yoga verdadero es la búsqueda de una visión del mundo que sea efectiva en proporcionar felicidad a la gente.

Hay niveles específicos en nuestro sendero en que eliminamos, para siempre, obstáculos espirituales como la duda y otros. Hemos de saber cuáles son dichos niveles, cómo alcanzarlos y cómo mantenerlos.

I.31 La mente se dispara y viene el dolor físico, pensamientos infelices, tiemblan las manos y otras partes del cuerpo. La respiración se altera y pierde su ritmo cuando entra y sale…

Duhkha daurmanasya angam ejayatva
svhasa prashvasavipeksha sahabhuvah

El yoga también es la unión de los métodos internos y los externos para lograr pureza total. Dicha unión depende de la conexión entre nuestro cuerpo físico y nuestro cuerpo interno espiritual.

Nuestro ser es como las capas de una cebolla. La capa más externa es el cuerpo físico burdo. La capa siguiente es aquello que la nutre: la respiración es nuestro "alimento" más importante. Esta capa de la respiración está vinculada con una capa de energía física sutil llamada *prana* o "aires internos".

Estos aires fluyen por todo nuestro cuerpo en la capa siguiente, una red de diminutos tubos o canales más sutiles que la luz. Sobre dichos aires, dentro de los canales, montan nuestros pensamientos, que constituyen la capa más interior, como un jinete encima del caballo: la sorprendente frontera donde se encuentran la mente y el cuerpo.

Explicado de un modo negativo, problemas en una de las capas de esta cebolla afectarán al resto de ellas. Si nuestros pensamientos son inestables, se alterarán los aires internos sobre los que ellos cabalgan, lo cual, a su vez, afectará a la respiración, causando inquietud y temblores físicos. Y esto, a nivel último, provocará molestias físicas como úlceras o problemas cardíacos que, de nuevo, desencadenará pensamientos de infelicidad, una espiral que se auto-perpetua. Las experiencias externas y las meditaciones internas del yoga invierten este ciclo.

I. 32-33a Y si deseas acabar con estos obstáculos, hay una, y solo una, práctica esencial para lograrlo: debes usar la amabilidad, la compasión, la alegría y la ecuanimidad. Aprende a mantener tus sentimientos en equilibrio. Tanto si algo te hace sentir bien, como si te provoca dolor; tanto si algo es agradable como desagradable….

Tat pratisheda-artham eka tattva abhyasah
Maitri karuna muditopekshanan sukha duhkha
Punya-apunya vishayanam…

Un ejercicio crucial para detener todos los obstáculos es la práctica de Los Cuatro Pensamientos Infinitos. Se llaman "infinitos" porque, al final de nuestro camino, en un solo instante, vemos a infinitas criaturas en mundos infinitos, y los amamos a todos.

La amabilidad infinita es el deseo de traer felicidad a todos los seres. Entraña decidir: "Yo mismo lo haré posible, aunque nadie más quiera ayudarme". La compasión infinita es la decisión de eliminar el dolor de cada ser consciente –"si es necesario, yo solo" –.

La alegría infinita es la decisión de llevar a todos los seres conscientes a una forma más elevada de felicidad Una taza de café o de cacao hace feliz a cualquiera, pero no terminamos de sentirnos felices hasta que podemos, de manera efectiva, ayudar y servir a incontables personas.

La ecuanimidad infinita es la decisión de ayudar a *todos* de este modo, no solo a nuestros amigos o familiares. La ecuanimidad empieza cuando evitas sentimientos extremos: hallarse feliz cuando nos sentimos bien, o infeliz en caso contrario. En otras palabras, no deberíamos perder el equilibrio por culpa de cómo nos sentimos. Por supuesto, *hemos de* evitar todo tipo de dolor y alcanzar todo tipo de felicidad, y debemos desear hacerlo.

I.33b-35… Esta práctica llena tu mente de luz, clara como
el agua pura. Produce el mismo efecto que soltar el aire
después de haber contenido la respiración. También nos ayuda
a controlar la tendencia a tener pensamientos en relación a los
objetos externos que experimentamos.

…bhavanatash chitta prasadanam.
Prachardana vidharanabhyam va pranasya
Vishayavati va pravirttir utpanna
manasah sthiti nibhandani.

Una meditación diaria en los Cuatro Pensamientos Infinitos
cambia nuestra vida. Proporciona a la vida un sentido real
y duradero. Comer, ganar y gastar dinero, trabajar para
conseguir una casa que perderemos, el lento viaje hacia la
frágil vejez y la muerte, no es lo que se supone que debemos
hacer con nuestras vidas. Y en lo más profundo lo sabemos
claramente.

Es por este motivo que cuando escuchamos a alguien
decir que el verdadero sentido de la vida es ayudar y servir a
los demás, nuestra mente se vuelve clara y brillante. Y no se
refiere al tipo de ayuda que rápidamente se usará y desapa-
recerá. Estamos destinados a ser mucho más que todo eso.

Los ejercicios físicos del yoga, y las técnicas especiales de
respiración que les acompañan, están pensados para abrir los
canales sutiles internos. Pero, debido a que los pensamientos
viajan por estos canales, podemos conseguir los mismos
resultados –más fácil y rápidamente– *pensando* simplemente
en los cuatro pensamientos más elevados.

En realidad, raramente pensamos en lo que quieren
o necesitan los que nos rodean. Cuando lo hacemos, encontramos que nos liberamos de la constante y agotadora
obligación de conseguir lo más grande y lo mejor, ropa,
comida, dinero y fama.

I. 36-37 También vuelve tu corazón despreocupado y
radiante como la luz de una estrella.
Y libera la mente de desear cosas.

Vishoka va jyotishmati.
Vita raga vishayam va chittam.

A nivel último, los Cuatro Pensamientos Infinitos activan el amor infinito. Dicho amor empieza cuando, después de haberlo pensado mucho y haberse adiestrado, te convences de que *es* posible para una persona normal convertirse en alguien capaz de ayudar a incontables personas a la vez.

Durante un tiempo, incluso ahora, este amor es solo una idea. Pero se va fortaleciendo hasta que un día desemboca en la experiencia directa del amor perfecto.

Esto es completamente diferente de lo que normalmente pensamos que es el amor. Para la mayoría de nosotros, los canales internos en la zona del corazón están enroscados y bloqueados. Cuando experimentamos por vez primera dicho amor supremo, los aires internos se liberan desde el corazón en forma de una luz de color cristalino. El yoga físico fue creado para hacer posible que esto suceda.

Y una vez ocurre, durante un breve espacio de tiempo, podemos ver el rostro de cada ser consciente, no solo en nuestro mundo sino en incontables planetas. Y entonces también sabemos que dedicaremos el resto de nuestra vida, y de las que la siguen, a aprender a ayudar a cada uno de ellos. Nos liberamos para siempre de tener un objetivo menor y del egoísmo.

1.38-40 Además te capacita para ser consciente de tu actividad onírica mientras duermes. Produce el mismo estímulo que la meditación profunda. Obtienes dominio sobre el más pequeño de los átomos, así como de las galaxias

Svapna nidra jayana- alambanam va.
Yatha-abhimata dhyanad va.
Parama- anu parama mahattvantosya vashi karah.

Ya hemos explicado que el mundo es un producto de las semillas en nuestra mente. Solo *querer* ayudar a una persona altera dichas semillas drásticamente. El deseo de ayudar a un número infinito de seres, aunque al principio se trate de un deseo muy débil, tiene el poder de modificar las semillas mentales –cosa que lo transforma todo–.

De modo natural, este efecto se esparce hacia todos los estados mentales por los que pasamos en un día. El acto de dormir mismo se convierte en una aventura: estamos tan lúcidos durante el sueño como lo estamos en la vida cotidiana, y usamos nuestro sueño para explorar y mejorar la mente y el corazón.

Si la meditación puede reportarnos una especie de gozo, entonces solo estar de pie en la cocina pensando en los cuatro pensamientos nos produce el mismo gozo, con mucho menos esfuerzo.

A medida que las semillas en nuestra mente se transforman, nos volvemos muy buenos en cualquier cosa que deseemos hacer, incluyendo trabajos exigentes o proyectos monumentales. A medida que se desarrolla este proceso, incluso obtenemos el poder de alterar procesos desde el nivel subatómico al galáctico, si esto pudiese servir de ayuda a alguien.

I. 41Aquellas personas extraordinarias que destruyen el modo en que la mente pone las cosas al revés usan una meditación equilibrada, que posee estabilidad y claridad con respecto a su objeto. Un objeto que es claro como el cristal con el que sostiene, lo que sostiene y el acto de sostener también

Kshina virtter abhijatasyeva
maner grahitir girhana grahyeshu
tat stha tat anjanata samapattih

El momento más importante de nuestra vida es cuando vemos la realidad última por vez primera, en el tercer sendero, el Sendero de la Visión. Nos cambia para siempre, y nos acerca a nuestro propio objetivo.

Este sendero no ocurrirá a menos que, primero, estemos en meditación con una mente totalmente clara y enfocada: equilibrada, libre de los extremos del espesor y la hiperactividad. Durante este breve periodo inicial en la realidad última, no podemos percibir nada más a excepción de dicha realidad última. En consecuencia, por un rato somos como agua vertida sobre agua, sin ser conscientes de nosotros mismos o de lo que estamos viendo, ya que estos no forman parte de la realidad última que estamos observando con la mente.

La realidad última es como un cristal, específicamente como un diamante, y tendremos la experiencia de que es así. Nada puede ser una cosa última, la más caliente o la más elevada, porque siempre podemos añadir un centímetro o un grado de más. Pero el diamante es lo más parecido a la realidad última puesto que no hay nada en el universo que pueda rayarlo. La realidad última está a nuestro alrededor ahora mismo, pero más allá de nuestra visión; es clara como un diamante. De hecho todo lo que existe, en todas partes, posee su propia realidad última, igual que cada trozo de diamante es pureza perfecta.

I. 42-43 Cuando lo comprendes por medio de imágenes mentales, es decir, mezclando la palabra y el objeto, este es el tipo de meditación equilibrada que usa conceptos. Quédate en este pensamiento puro y nunca lo olvides; la más primordial e importante de las cosas: las cosas están vacías de ser lo que son, por sí mismas. Esta es la Luz Clara, más allá de cualquier pensamiento conceptual.

Tatra shabda- artha jayana vikalpaih
sankirna savitarka samapatih
Smirti parishuddhau svarupa shunyeva-artha
matra nirbhasa nirvitarka.

Conectamos brevemente con la realidad última y, acto seguido, descendemos a nuestro estado habitual del Gran Error: ver las cosas erróneamente. Pero ahora *sabemos* lo que hacemos mal; ya no creemos más en el modo en que vemos las cosas y en consecuencia se activa el sentimiento de que todo es como una ilusión.

En este punto, la segunda etapa del Sendero de la Visión, debemos tratar de recordar lo que vimos: las cosas son vacías. Esta es la primera vez que el Maestro se refiere a la vacuidad.

La vacuidad no significa oscuridad, que nada existe –ni por descontado–, que los buenos o malos actos no importen: solo significa que lo que creíamos que existía no existe, como el personaje en una pantalla de cine. Es decir, si miramos y tratamos de encontrar algo que *no* provenga de las semillas en mi mente, terminaré con las manos vacías: una mera ausencia, como luz incolora.

Nuestra mente en el Gran Error confunde las palabras –es decir, las pequeñas y perfectas imágenes mentales que crean las semillas– con objetos reales. Esto en sí mismo es pensar "conceptualmente". ¡No es que persigamos el dejar de pensar!

1. 44-46 Además, la distinción entre lo que denominamos "relacionado con el análisis" o "no relacionado con el análisis" tiene que ver con la relativa sutilidad del objeto. Aquel objeto que es sutil con respecto a lo último es aquel que carece de signos. Y lo llamamos "La meditación profunda en la que todavía tenemos semillas".

Etayaiva savichara nirvichara cha
sukhsma vishaya vyakhyata
Sukshma vshayatvam cha-alinga paryavasanam.
Ta eva sabijah samadhih.

De modo que, ahora, sabemos que la realidad última, la vacuidad, la luz clara, y la sensación de ausencia cuando nos damos cuenta de que no hay ningún hombre real en la pantalla, son lo mismo. El día después de haberlo visto directamente, nos encontramos en la cuarta etapa: el Sendero de la Familiaridad. Se llama así porque en este sendero nos habituamos a lo que vimos: usamos esta indescriptible experiencia para completar el trabajo de eliminar definitivamente las semillas negativas de nuestra mente.

Llegados a este punto todavía quedan semillas, incluso cuando meditamos, pero nunca más volvemos a caer en aquellas trampas en la meditación que desembocan en experiencias agradables sutiles: moviendo las marchas mentales cada vez más, más allá incluso del examen de las notas musicales, pero con ningún *contenido* en la meditación que pueda liberarnos del Gran Error.

Este *contenido* de nuestra meditación, el objeto sobre el que usamos este poderoso instrumento, debe ser el más significativo y sutil de todos: el hecho de que el hombre en la pantalla, simplemente, no es un hombre: todos los "signos" de hombre, brazos, piernas reales y demás desaparecen al tocar la pantalla.

1.47-49 Cuando logras la ausencia de temor
de ir más allá de todo análisis, obtienes gozo interno.
En este punto, la sabiduría se vuelve vasta y despierta.
Experimentas un objeto completamente diferente del que
percibes mediante las sabidurías de escuchar y razonar,
porque lo que ves está mucho más allá.

Nirvichara vaisharadyedhyatma prasadah
Irtambhara tatra prajnya.
Shrutanumana prajnyabhyam anya
vishaya vishesha-arthatvat.

A medida que viajamos por el Sendero de la Familiaridad, eliminamos de nuestro interior, y para siempre, pensamientos negativos como el odio, la envidia o el querer cosas de un modo ignorante. El último pensamiento negativo que superamos es la forma más sutil de examinar o de ver las cosas de un modo erróneo.

Una vez desaparecida toda negatividad, progresamos hasta las últimas etapas que conducen a la pureza total. Este periodo se consagra a la obtención de la capacidad de verlo todo en el universo —el pasado, el presente o el futuro— simultáneamente: un truco útil para ayudar a los demás. Nuestra sabiduría no es solo vasta, sino también despierta.

Incuso gente muy avanzada solo es capaz de ver la realidad última durante la meditación profunda, en cuyo momento no pueden experimentar las cosas de la realidad normal. No obstante, cuando llegamos a la pureza total vemos gozosamente las dos realidades, incluso con nuestras orejas, dedos y otros sentidos. Resulta difícil de imaginar. Esta es la quinta etapa, el objetivo final, el Sendero de No más Aprendizaje. Estamos más allá de todo temor y no tenemos miedo alguno de hacérselo saber al mundo. Hemos alcanzado nuestro objetivo mediante el meticuloso proceso de aprender de un Maestro y considerar bien lo que dice: ahora lo experimentamos directamente.

1. 50-51 La semilla mental creada de este modo elimina todas las demás. Y cuando las semillas mentales se detienen, todo se detiene; de modo que es conocida como: "La meditación en la que ya no tenemos más semillas".

Taj-jah sanskaro-nya sanskara pratibandhi.
Tasya-api nirodhe sarva nirodhan
nirbijah samadhih.

Ahora tenemos semillas nuevas que eliminan las antiguas semillas negativas, tanto las que inducían al Gran Error como las que nos impedían conocerlo todo.

Un vasto grupo de las nuevas semillas crean un paraíso a nuestro alrededor en el que moramos para siempre con todo y todos los que siempre hemos deseado. Entramos en este paraíso en el momento en que hemos acumulado gran cantidad de bondad. Llegamos a él desde el lugar en el que nos encontremos, sin necesidad de ir o venir.

Otro vasto grupo de semillas, sin ningún pensamiento consciente por nuestra parte, espontáneamente nos envía ante billones de seres que sufren. Aparecemos a su lado de cualquier forma que requieran –como perro de compañía, como guía espiritual, como amante, como enemigo– con el fin de comprobar su virtud.

Hacemos todo esto sin movernos de un estado puro y perfectamente sereno. Somos conocimiento perfecto, y por el mero hecho de ser así plantamos semillas que hacen que sigamos de este modo, eternamente.

Segunda Piedra Angular:

El Capitulo del Camino

II. 1-2 Implicarse en difíciles prácticas espirituales, estudio regular y oraciones al Maestro, son maneras para volverse completo. El propósito de la meditación es reducir nuestros pensamientos negativos.

Dvitiyah Sadhana Padah

Tapah svadhyayeshvara
Pranidhanani kriya yogah.
Samadhi bhavana-artha
Klesha tanu karana-arthash cha.

La segunda piedra angular sobre la que construimos la mansión del yoga es el Camino. En el primer capítulo usamos la profunda meditación para atravesar los Cinco Senderos, en el segundo capítulo empezamos algunos métodos prácticos de yoga para alcanzar esta meditación y la sabiduría que la acompaña. Los dos capítulos juntos reflejan el yoga como una unión de métodos internos, mentales, y métodos o actividades externas, físicas.

Es importante tener claro adónde queremos que nos conduzca el yoga. ¿Qué propósito tenemos en mente? El primer objetivo importante es el Nirvana, que no es un estado de letargo e insensibilidad, sino uno en el que se han detenido para siempre nuestros pensamientos negativos. Imagina que eres una persona que, sencillamente, es incapaz de volverse a enfadar nunca más. Después de llegar a este Nirvana, seguimos trabajando para convertirnos en un ser santo —en realidad, en una especie de ángel– que lo ve todo y ayuda a todo el mundo.

De hecho, la palabra sánscrita por "Camino" aquí es *sadhana,* que significa "llegar" delante de ángeles mediante nuestra práctica constante y diaria. En primer lugar "llegamos" contactando con ellos; en segundo lugar "llegamos" *convirtiéndonos* en uno de ellos.

II.3-4 Los cinco pensamientos negativos son la ignorancia,
la auto-identidad, el agradarte, el desagradarte y el
aferramiento. La ignorancia es la base para los que le siguen
—sean latentes, que disminuyan, sean interrumpidos o
florecientes—.

Avidya-asmita raga
Dvesha-abhiniveshah pancha kleshah.
Avidya kshetram uttaresham
Prasupta tanu vichinnodaranam.

El mejor modo de solucionar un problema es, en primer lugar, saber cómo lo hemos creado. Si el piso de nuestra casa está lleno de agua, puedes pasar la fregona todo el día o, simplemente, cerrar el grifo abierto.

Hay cuatro principios importantes que, una vez entendidos, nos ayudan a detener el dolor. Se llaman las Cuatro Verdades más Elevadas. Empezamos con la primera: la verdad del origen de nuestro dolor. El Maestro nos lleva paso a paso por el proceso que enseña cómo nosotros mismos somos responsables de nuestros problemas.

En el origen de todo se encuentra el campo fértil de la ignorancia —lo que venimos llamando el Gran Error, esta tendencia de la mente de poner las cosas al revés, de modo erróneo—. Solo deteniendo dicha ignorancia detendremos nuestra infelicidad, enfado y demás.

También podemos tratar de dormir más, tomarnos unas vacaciones, hacer un poco de yoga o una suave meditación para calmar nuestras agobiadas mentes. Pero esto no detiene pensamientos como el odio, solo los suprime o interrumpe un rato. Su raíz, la ignorancia, está siempre presente. Y mientras sea así, nuestra calma se desvanecerá en el primer atasco de tráfico.

II. 5 La ignorancia nos hace malinterpretar nuestro mundo: las cosas que no duran, las que son impuras, las dolorosas, y las que no existen en sí mismas, tenemos la impresión que duran, que son puras, agradables y que existen por sí mismas.

Anitya-ashuchi duhkha-anatmasu
Nitya shuchi sukha-atma khyatir avidya.

Si un extraterrestre llegara a nuestro mundo desde un planeta iluminado, quedaría sorprendido y entristecido viendo el modo en que vivimos porque estamos totalmente equivocados sobre todo lo que creemos que es bueno.

En lugar de tratar de descubrir de dónde vienen realmente las cosas, en lugar de tratar de descubrir por qué las cosas buenas han de terminar, simple y llanamente desperdiciamos nuestra vida tratando de conseguir cosas que todos sabemos que ni duran ni pueden hacerlo: casas, coches, posición social, amigos, familia, muerte.

Gastamos billones de dólares en jabones, en cremas, cosméticos y ropas para cubrir algo que ya ha empezado a deteriorarse.

En ocasiones, nuestros intentos para encontrar placer o alivio son dolorosos, y los pocos placeres que logramos conseguir siempre terminan dañándonos.

Esto son tipos de ignorancia, sí, pero, una vez más, en la base de todos ellos se encuentra la ignorancia raíz: el hecho de que lo que vemos no existe como creemos que lo hace. Las cosas no existen por ellas mismas: vienen de nosotros. Todas las criaturas, incluso las hormigas, cometen este error en relación a las cosas. La ignorancia en este nivel inicial es una semilla que está en nosotros, incluso desde antes de nacer.

II. 6 La auto-identidad es la poderosa tendencia que hace que,
tanto quien ve algo como este algo que alguien ve, parezcan
existir por sí mismos.

Dirg darshana shaktyor
Eka-atmateva-asmita.

De modo que llegamos a la vida con la semilla de la ignorancia. Acto seguido, ya en el seno materno, dicha semilla
florece en forma de una experiencia personal de dicha mala
interpretación, que aquí llamaremos "auto-identidad".

Esta idea errónea del "yo" es activada por las primeras
sensaciones de la vida: el calor y la presión en el seno materno. Envenenada por la ignorancia, la mente inmediatamente
divide la vida en "calor" y "yo siento calor".

Es muy importante dejar claro que existe un "yo" que
es perfectamente correcto –que existe, y que experimenta
cosas–. ¿Cuál es la diferencia entre este yo y el que causa
todo problema?

Cuando experimentamos un objeto como el calor, tendemos a pensar que es algo que está allí afuera, por sí mismo,
en sí mismo. Tendemos a pensar que el modo en que *está*
allí es debido a algo que no tiene nada que ver con nosotros:
viene de un fuego, del cuerpo de mi madre… pero, de hecho, el calor y uno mismo, son producidos por semillas en
mi propia mente. Podemos comprender este hecho cuando
vemos que un calor acogedor para una persona puede ser
un calor sofocante para otra.

II. 7-9 Asaltados por lo que nos hace sentir bien, las cosas empiezan a gustarnos. Asaltados por lo que nos hace sentir mal, las cosas empiezan a disgustarnos. El aferramiento es un pensamiento que lo impregna todo por sí mismo. También para los que lo comprenden. Y crece cada vez más.

Sukha-anushayi ragah.
Dukha-anushayi dveshah.
Svarasa vahi vidushopi
Tatha rudhobhiniveshah.

"El aferramiento" se refiere a la ignorancia en el instante en que malinterpreta un objeto. Entramos en una pastelería y vemos que solo queda un dónut de chocolate en la bandeja. Cegados temporalmente por el deseo de comer un dónut de chocolate, incluso los que —hasta cierto punto— *comprenden* el Gran Error, aunque no lo quieran, empiezan a despertar aferramiento. Aferrarse no significa coger el dónut, ni siquiera tener un fuerte deseo por él, sino simplemente observarlo de un modo equivocado: "Existe allí afuera, sobre la bandeja; está allí porque alguien lo ha horneado; lo tendré porque tengo dinero". Ninguna de estas observaciones es cierta. No es *incorrecto* que te gusten los dónuts. La gente espiritualmente avanzada *disfruta* de cosas como los dónuts mucho más que nosotros. Precisamente esta capacidad de gustarte y desagradarte es lo que nos lleva a la Iluminación: me gusta la paz, no me gusta el dolor, me desagrada ver a la gente sufrir.

El Cielo mismo es gozo, no es un lugar donde los yoguis procuran no disfrutar de las cosas. Pero hay una diferencia entre que te guste algo de modo *inteligente* y que te guste de modo *estúpido*. ¿Cómo los diferenciamos? Aquí hay una prueba: una anciana que hace cola detrás de ti le dice a su marido: "¡El dónut de chocolate es mi favorito!" ¿Te gusta tanto el dónut como para dejárselo a ella?

II.10-11. Eliminar su flujo requiere la eliminación de problemas muy sutiles. Estos modos de funcionar de la mente son eliminados por la meditación profunda.

Te pratiprasava heyah sukshmah.
Dhyana heyas tad virttayah.

Regresemos al malo en la pantalla. Está dañando a un cachorro, y no me gusta. La semilla de la ignorancia activa el que me malinterprete a mí mismo y a las cosas, lo cual da lugar a una especie de ceguera que enfrenta a la mente con el siguiente dilema moral: "¿Me acerco a la pantalla y pego al malo o me acerco a la pantalla y trato de dialogar pacíficamente con él para que desista de su violencia?"

Entiéndelo. Ninguno de estos dos acercamientos funcionará. Mi mente loca me obliga a tener que elegir entre dos opciones falsas. Es imposible que *ninguno* de estos acercamientos funcione porque… ¡*aquel* hombre no es un hombre!

Si no nos gusta lo que vemos, y de hecho se trata de algo desagradable, obviamente tendremos que subir a la cabina donde se encuentra el proyector y cambiarlo desde allí. Es un acercamiento mucho más sutil, pero en realidad no hay otra elección. Si queremos detener el dolor hemos de detener las semillas.

Y esto se lleva a cabo en la mente, en profunda meditación, empezando con las semillas que causan el Gran Error.

II. 12-13 Los pensamientos negativos son la raíz misma del almacén. En el almacén quedan sembradas todas las cosas que hacemos y después experimentamos cosas en vidas que vemos o que no vemos. Mientras esta raíz siga presente, seguiremos experimentando el resultado de estos actos en nuestras vidas futuras.

Klesha mulah karma ashayo
dirshta-adirshta janma vedaniyah.
Sati mule tad vipako
Jatyayur bhogah.

De modo que heme aquí con mi dónut de chocolate. Lo veo como algo que compro gracias a mi dinero, no como algo que viene de mis semillas kármicas. Lo deseo de un modo que es inapropiado en lo que respecta a cómo conseguirlo de verdad. Y así, en lugar de procurar plantar semillas para tener dónuts (cediéndolo a la anciana), fuerzo la situación: cojo el último dónut, creando de este modo un "karma".

Nuestra mente es como una cámara de video extraordinariamente sensible que graba cada acto, palabra y pensamiento que emprendemos, cada segundo de nuestra vida. La imagen de cada acto o karma queda almacenada en la mente en forma de semilla. Cuando llega el momento apropiado, la semilla madura creando nuestro mundo exterior e interior.

Este almacén de semillas decide lo que vemos ahora mismo, y también lo que aún no podemos ver: una vez fallecidos. No seas inocente y creas que los pensamientos se detienen porque tu cuerpo deja de funcionar. Si no recibes una llamada de alguien no significa que haya muerto. Quizá su teléfono se encuentra averiado. Todos tenemos muchas viejas semillas malas. El conocimiento puede impedir que crezcan.

II.14 Existe una conexión entre la causa y el efecto:
las semillas maduran en forma de experiencias frescas y
Agradables, o dolorosas en su tormento,
dependiendo de que hayas actuado bien con los demás

Te hlada paritapa phalah
Punya-apunya hetutvat.

Piensa sinceramente un instante y pregúntate de dónde proviene el dolor que sientes en tu vida. Básicamente hay tres elecciones.

La primera es la teoría del Big Bang. Todas las cosas, incluyendo a tu jefe irritante, han sido causadas por un suceso que, curiosamente, no tiene causa. Tu vida y todas sus tragedias son, sencillamente, una gran coincidencia, como partículas casuales provenientes de una antigua explosión que chocan entre sí, creando el rostro de cada persona que has conocido.

O hay una inteligencia infinitamente superior y compasiva que lo ha creado todo, y lo ha creado de modo que siempre lo perdemos todo, o llegan las agonías de la vejez, el cáncer, la guerra y la muerte.

O recibimos justo lo que damos a los demás, una especie de justicia cósmica perfecta, tan implacable como la ley de la gravedad. Si sueltas la taza de café, se caerá y se romperá; si haces daño a otro ser, alguien te lo hará a ti.

A propósito, todo esto no niega la existencia de seres divinos cerniéndose a nuestro alrededor constantemente, guiándonos hacia la felicidad perfecta. Existen pero no pueden venir a menos que cuidemos de los demás.

II. 15 El tormento del cambio tiene su causa en estas mismas
semillas de sufrimiento. Y detener el modo en que la mente
pone las cosas al revés otorgando cualidades propias nos
permite discernir que, verdaderamente, cada parte de nuestra
vida es sufrimiento.

Parinama tapa sanskara dukkhair
Guna virtti virodhach cha
Duhkham eva sarvam vivekinah.

Acabas de hacer un nuevo amigo, alguien excitante, y este
sentimiento es mutuo. Transcurren seis meses, y no os po-
déis soportar. ¿Por qué las cosas se deterioran? No es por tu
culpa, ni por la suya. Es un problema en el modo en que
la vida misma está diseñada. Es, una vez más, por culpa de
aquello de las semillas.

Conocer a un nuevo amigo es, como cualquier otra cosa,
el resultado de una semilla que florece en nuestra propia
mente. Cada minuto que pasamos con esta nueva amistad,
dicha semilla se desgasta, por el mero hecho de producir a
nuestro amigo.

A medida que la semilla se desgasta, la relación cambia.
Cuando la semilla llega a su fin, también lo hace dicha
amistad. Cuando entendemos cómo funcionan las semillas,
dejamos de malinterpretar a los amigos. No son amigos allí
afuera, que tengan en sí mismos una sonrisa o un toque
mágico del que nosotros disfrutamos. Todo lo que sentimos
viene de las semillas.

Todo viene de las semillas, y las semillas mueren por el
mero hecho de haber nacido. De verdad pues, cada parte
de nuestra vida, incluso las cosas buenas, un día nos causará
dolor. Esta es la segunda verdad más elevada: la verdad del
dolor.

> II. 16 Ese dolor del que nos estamos librando
> es el dolor que habríamos de padecer en el futuro.

Heyam duhkam anagatam.

Si todo lo que experimentamos es resultado de cómo hemos tratado a los demás, entonces ¿por qué la gente buena sufre?, ¿por qué la gente que engaña se enriquece?

Es crucial saber que las semillas mentales son como las físicas. Nadie siembra una semilla de maíz y se queda de pie esperando que germine en un par de días. Las semillas mentales se plantan en la mente, *sencillamente, al ser conscientes de lo que hacemos, decimos o pensamos con respecto a otro ser*. Las semillas entran en el almacén y esperan a que se las llame, como aviones haciendo cola, listos para despegar.

Ciertas semillas, como los aviones que tienen prioridad, salen antes que otras que esperan en la cola. Por ejemplo, si hemos dicho algo movidos por un fuerte enfado, o hemos sido amables con una intensa comprensión de cómo funcionan las semillas.

En cualquier caso, el proceso de maduración lleva un tiempo. Es bueno tenerlo presente, puesto que el intervalo entre la causa y el efecto nos engaña y puede descorazonarnos. En realidad, cualquier cosa buena que hagamos *siempre* regresa como algo bueno para nosotros. Lo mismo ocurre con lo malo. Cuando parece que no es así, es solo porque una semilla más vieja ha despegado antes.

II. 17-18 La causa que se ha de eliminar es la interacción entre el que ve y lo que ve. Y lo que vemos, lo que aparece ante nosotros, es el estado de todas las cosas: O están en movimiento o son estáticas, siendo nosotros mismos una combinación de los elementos y los poderes; algo a consumir, o a usar para nuestra liberación.

Drashtir dirshyayo sanyogo es heya hetuh.
Prakasha kriya sthiti shilam
Bhutendriya-atmakam
Bhoga-apavarga-artham dirshyam.

Aquí empieza la tercera verdad más elevada: la verdad del sendero que conduce al fin del dolor. Echemos una ojeada al modo en que está organizado el universo y busquemos en él claves para detener el Gran Error, la causa de todo dolor.

Lo que vemos a nuestro alrededor o bien es un fenómeno en movimiento o uno estático. Los fenómenos que están en movimiento o hacen algo, cambian. Unas pocas cosas, como el espacio vacío, o el lugar que ocupan las cosas, nunca cambian, son estáticas.

Nosotros estamos siempre cambiando, somos una combinación de elementos físicos y químicos, así como componentes conscientes, como la mente y los poderes sensoriales.

Es importante comprender que nuestras percepciones de las cosas, sean estáticas o cambiantes, vienen de las semillas en nuestra mente. Después podemos relacionarnos con el universo sabiamente. O bien consumimos ciegamente lo que nos proporcionan nuestras semillas del pasado, o abrazamos el audaz empeño de plantar nuevas semillas que produzcan un mundo perfecto de libertad.

II. 19-20 Las fases que exhiben las cosas son las siguientes: diferenciadas, no diferenciadas, con signos y más allá de los signos. El que ve, simplemente por ver, experimenta la pureza; pero acto seguido vuelve a ver los objetos.

Vishesha-avishesha linga matra
Alingani guna parvani
Drashta dirshi matrah
Shudhopi pratyaya-anupashya.

Otra manera muy útil de dividir el universo es en las dos realidades. La primera se llama "realidad engañosa": nuestra vida normal, como creer que tienes dónuts porque los pagas. Las cosas en este nivel de realidad parecen diferentes unas de otras, y en sí mismas. Una ensalada no es un dónut. Yo no soy tú. De modo natural y por definición, somos *diferentes*.

La segunda realidad, una realidad más elevada, la llamamos "realidad última". A este nivel, una ensalada y un dónut no son diferentes. No se refiere a este vago sentimiento de que todo es uno: no lo es y no podemos ir a ninguna parte con esta idea. Se refiere a que todas las cosas son *una* cosa en el sentido de que todas ellas provienen de nuestras semillas. Con este conocimiento podemos crear un nuevo mundo, uno sin dolor.

Previamente atrapábamos a nuestra mente imponiendo la imagen perfecta de un cazo sobre lo que no son más que los meros signos de un cazo, allí sobre el fogón: un color plateado, una forma redondeada y demás. Pero incluso el color plateado es una imagen impuesta sobre dos trozos de ese color, el lado derecho y el izquierdo. En consecuencia, comprender cómo funciona la realidad engañosa nos lleva hacia la percepción de la pura realidad última; pero no podemos permanecer allí sin tener un buen acopio de semillas apropiadas.

II. 21-22 Esto pertenece solo
a la persona que ha visto. Lo que se destruye en quien ha
obtenido este objetivo no es, sin embargo, destruido para los
demás, porque aún poseen el fundamento.

Tad artha eva dirshyasya-atma.
Kirta-artha prati nashtam apyanasashtam tad
Anya sa-adharanatvat.

Solo quien ha visto la realidad última directamente, en el Sendero de la Visión, comprende las dos realidades. La experiencia se denomina "indescriptible", solo porque el que ve no tiene palabras para transmitir a otra persona que hagan que, al instante, también lo pueda ver. Pero, por supuesto el que ha visto consagra el resto de su vida a hacer posible que los demás vean la realidad última.

Es así porque el simple acto de ver, aunque solo sea durante unos minutos, destruye de inmediato ciertas emociones negativas, y todas las demás no mucho tiempo después, reportando la libertad que todos anhelamos desesperadamente.

Unas horas después de haber visto, tienes una serie de visiones extraordinarias. Una de ellas es ver directamente el futuro, el día en que te convertirás en un ser de luz que ayuda a todos los demás. De modo que, por ejemplo, todas las dudas sobre tu futuro se desvanecen para siempre.

Estas dos son experiencias tan personales que nunca pueden ser completamente transmitidas a los que no lo han visto. Por mucho que el que ve desee compartirlas, explicarlas o escribirlas, no puede eliminar las dudas de aquellos que aún han de destruir el Gran Error.

II. 23-25 La causa de esto, la interacción, es un estado mental que percibe cierta naturaleza real, debido a la creencia en un amo y un criado. Y su causa es la mala interpretación. Cuando esto se ha detenido, la interacción se detiene. Una vez alcanza la pureza absoluta, el que ve destruye la interacción.

Sva svami shaktyoh
Svarupopalabdhi hetuh sanyogah.
Tasya hetur avidya.
Tad abhavat sanyoga-abhavo
Hanam tad dirsheh kaivalyam.

De nuevo, la razón por la que las emociones negativas siempre van a persistir en quien no ha visto es la creencia de que las cosas que nos rodean existen sin tener nada que ver con nosotros, en el sentido de que no *vienen* de nosotros.

La raíz de esta mala interpretación es la semilla de la ignorancia con la que vinimos a esta vida. Hemos dicho que ver la realidad verdadera detiene algunos pensamientos negativos de inmediato, y el resto a su debido tiempo. Es así simplemente por haber visto.

El último pensamiento negativo en desaparecer es el Gran Error y todas sus semillas. Por esto el ver nos encamina hacia el objetivo final, la pureza absoluta.

¿Quieres saber si todavía ves las cosas de modo erróneo? Mira la ropa que llevas en este momento. ¿Es *tuya*? "Sí". ¿Por qué? "Porque la controlo". "Ah sí, ¿puedes afirmar rotundamente que será tuya mañana? ¿O quizá tu familia la dejará en la tienda de ropa usada, de camino a tu funeral?

No poseemos nada, ni siquiera nuestro cuerpo. Ni él es nuestro criado ni nosotros somos su amo. Quien no ha visto no tiene control de nada.

II. 26-27 Los que poseen el discernimiento
que viene de la revelación ya no están más en falso:
ahora tienen un método para llevar a cabo esta destrucción.
Suya es la sabiduría que les hace progresar
hasta el final del séptimo nivel.

Viveka khyatir aviplava hanopayah.
Tasya saptadha pranta bhumih prajnya.

De modo que nos relacionamos con los objetos que nos rodean como si fuesen nuestros: como si pudiéramos controlarlos a cada momento, olvidando que estamos a merced de cualquiera de las semillas que hemos plantado en el pasado, totalmente a merced del modo en que hemos tratado a los demás.

Los que han visto no se relacionan con el mundo de este modo. En el periodo que viene después de la revelación inicial —durante el cuarto sendero—, las viejas y poderosas semillas de ignorancia en su mente todavía les hacen ver las cosas como si existiesen de *su lado* y no *desde* el de ellos.

Pero los que han visto, ahora *saben* que las cosas, de ningún modo, pueden existir de esta manera. Así que, en cierto sentido, perciben la ilusión por lo que es, aunque todavía no puedan detenerla.

Los que han visto, por haberlo hecho, poseen los instrumentos necesarios para destruir el Gran Error. Como una barca, este conocimiento les conduce por seis niveles cada vez más elevados y perfeccionan las virtudes de la generosidad, la vida ética, el esfuerzo espiritual, la profunda meditación y la sabiduría más elevada. Durante el séptimo nivel, se las arreglan incluso para detener el que las cosas *parezcan* venir de su propio lado.

II. 28-29 Si te implicas seriamente en las diversas prácticas para volverte completo, todas tus impurezas serán destruidas; y acto seguido obtendrás la luz de la sabiduría, Una revelación que está más allá del discernimiento. Las ocho ramas son: el autocontrol, los compromisos, las posturas físicas, control de la respiración, retirar los sentidos, enfoque, estabilidad y meditación perfecta

Yoga-anga-anushthanad ashuddhi kshaye
Jnyana diptir aviveka khyateh.
Yama niyama-asana pranayama prathyahara
dharana dhyana samadhayoshahtava-angani.

Durante siete niveles más elevados, pues, vemos la ilusión como tal, hasta que, al final, incluso detenemos el que las cosas parezcan diferente de lo que realmente son: algo que proviene de nuestras semillas. Después nos embarcamos en las tres etapas finales, conocidas como "los niveles puros", en los que aprendemos a conocer todas las cosas y a manifestarnos para guiar a los demás en muchos lugares, simultáneamente.

Nuestra sabiduría en este punto ya no tiene la necesidad de permanecer atenta a las ilusiones. Esta es la cuarta verdad más elevada: la verdad del fin del dolor.

La razón por la que el brillante libro corto del Maestro Patanjali ha sobrevivido más de mil años es que nos da un programa práctico gradual que todos, sin importar nuestra capacidad o circunstancias vitales, podemos aplicar para obtener estos elevados objetivos. Ahora empezamos estas etapas: el famoso *ashta-anga,* las ocho ramas o partes del sendero del yoga. Como se mencionó en la línea de apertura de este segundo capítulo, abordamos primero las cinco prácticas más orientadas al exterior, actividades concretas en las que nuestro progreso es fácil de evaluar. Estas nos preparan para las tres prácticas más interiores del tercer capítulo.

II. 30 a Las diversas formas de autocontrol son: evitar dañar a nadie, decir siempre la verdad, no robar lo que es de otros...

Anisa satya-asteya...

La primera de las ocho ramas del yoga es el autocontrol, la capacidad de refrenar nuestros instintos naturales más bajos. Aquí solo se dan las cinco formas de autocontrol más importantes.

La primera es, simplemente, evitar dañar a los demás: Recuerda que en los libros antiguos de sabiduría, "los demás" alude a cualquier ser vivo, por pequeño o aparentemente poco inteligente que sea, puesto que todos sienten el dolor y buscan evitarlo.

El perjuicio más grave es matar o ser cómplice de haber matado a un ser humano. Todos los textos antiguos afirman que un ser humano empieza en el momento de la concepción, cuando la consciencia entra en la mezcla de esperma y sangre.

Hablando con propiedad, decir la verdad es difícil: significa que nunca le das a otro una impresión diferente de lo que sabes que es cierto. La mentira más grave es hacer afirmaciones falsas sobre nuestras realizaciones espirituales. También es bueno evitar palabras que dividen a los demás, proferir palabras duras y la charla vana.

Robar es coger o usar la propiedad de otro sin su permiso. Esto incluye hacer llamadas telefónicas a escondidas desde el lugar de trabajo, ensuciar la ciudad que mantenemos con los impuestos de todos o destrozar el planeta para las generaciones venideras.

II. 30b-31

…Mantener pureza sexual y superar el sentimiento de posesión. Las diversas formas de autocontrol son poderosos códigos de conducta adecuados a cualquier etapa del desarrollo personal del individuo. Van más allá de diferencias de raza o estatus social; van más allá de las fronteras entre países; van más allá de lo que es nuevo o lo que es viejo; van más allá de los credos y convicciones.

…. Brahmacharya-aparigraha yamah.
Jati desha kala samaya-anavachinnah
Sarwa bhauma mahavratam.

La pureza sexual, para alguien que se ha comprometido a ser célibe, significa evitar toda forma de actividad sexual. Cuando se adopta y mantiene con alegría, este voto proporciona una energía y claridad mental extraordinarias. Para otros, la pureza sexual significa honrar estrictamente el vínculo entre dos personas comprometidas en una relación.

Evitar la posesividad empieza cuando te comprometes a vivir con sencillez. Incluye también identificar y tratar de evitar nuestros desafortunados y habituales sentimientos de desagrado cuando los demás tienen algo bello, o este extraño sentimiento de satisfacción ante los problemas ajenos. Las diferentes formas de autocontrol no representan el esfuerzo de alguna organización para impedir que disfrutemos de la vida. El mundo es un lugar agitado. El tipo supremo de autocontrol es dejar de pensar que lo que nos sucede es por culpa de los demás: nosotros creamos el mundo con nuestras propias semillas. Evitar acciones que crean semillas negativas y un mundo negativo es, sencillamente, lo más inteligente que podemos hacer.

No tiene que ver con religión, raza o credo alguno. Gente sabia a lo largo de la historia de nuestro planeta, en cada país, se ha dado cuenta de que controlarse es lo que verdaderamente nos libera.

II 32 Los compromisos son: limpieza personal, estar contento con lo que sea que tengas, aceptar la dificultad en bien de un objetivo más elevado, implicarse en el estudio regular y buscar las bendiciones de nuestro Maestro.

Saucha santosha tapah
Svadhyayeshvara pranidhanani
Niyamah.

La segunda rama del yoga consta de cinco compromisos. El autocontrol impide sembrar malas semillas; los compromisos plantan buenas semillas. Estas después son responsables del éxito en las seis prácticas restantes.

Ser limpio significa esforzarse todo el día en ver que el mundo y la gente que nos rodea son sagrados. También significa no abarrotar el día de ocupaciones, evitar el ansia por tener incontables relaciones superficiales con los demás, y no hacerse con montones de porquería absurda que llenen el templo de nuestro hogar.

Contentarse es no desear aquello que no tenemos y disfrutar lo que ya tenemos. Un yogui nunca se queja de la comida o lugar que pueda tener. Pero el contentarse no debería aplicarse a nuestro progreso espiritual. Debemos comprometernos a terminar cualquier tarea ardua que sea necesaria, si con esto vamos a eliminar para siempre nuestro dolor y el de los demás. Antiguamente, el estudio regular significaba aprender y memorizar los grandes textos a los pies de un Maestro verdadero. Nuestra relación con este Maestro es el mejor compromiso de todos, ya que sin él o ella, nunca podremos experimentar el néctar de la vida que se ha transmitido de corazón a corazón, a lo largo de miles de generaciones de maestros y estudiantes.

> II. 33-34a Cuando las imágenes empiezan a dañarte,
> siéntate y aplica el antídoto. Aquellas imágenes,
> de gente o situaciones que me perjudican provienen de lo que
> yo mismo he hecho, o he ordenado que otros hicieran, o me
> he alegrado de oír lo que otros han hecho por mí, impulsados
> por el ansia, el odio o la oscura ignorancia.

Vitarka badhane pratipaksha bhavanam.
Vitarka hinsa-adayah
Kirta karita-anumodita. Lobha krodha moha purvaka…

Mantener el autocontrol y seguir los compromisos detiene la acumulación de nuevas semillas negativas y planta buenas. Pero también debemos tratar con las malas del pasado, acumuladas en nuestro almacén mental. En caso contrario obstaculizarán las seis prácticas de yoga restantes. Quizás no veamos lo que hicimos en el pasado para haber plantado las semillas que tenemos en el presente, pero lo podemos intuir viendo cómo están brotando y creando imágenes dolorosas en nuestra salud y relaciones presentes. Este conocimiento nos permite destruir de facto esas semillas.

Las semillas no solo se plantan con nuestros actos, sino también cuando otro actúa en nuestro nombre; o simplemente si de modo consciente aprobamos un acto. Si alguien muere en una guerra, y sin rechistar hemos pagado impuestos para esta guerra, entonces la semilla es la misma que si nosotros mismos le hubiéramos clavado un cuchillo en el pecho.

Todas las semillas que crean sufrimiento —sea un dolor obvio o dificultades que conducen al dolor— las planta el Gran Error, al responder ante los sucesos y la gente que nos rodea —que en realidad viene de nosotros— con sentimientos erróneos de agrado y desagrado.

II 34b. Son de poder menor, medio o mayor.
Pregúntate entonces: "¿Quién sabe qué percances
he plantado para mí? Los resultados podrían ser ilimitados".
Siéntate, pues, y aplica el antídoto.

…Mirdhu madhya adhimatra
dukha-ajnyana-ananta phala iti
pratipaksha bhavanam.

Hay un modo de detener el karma negativo, porque en caso contrario las cosas no tendrían solución, puesto que la fuerza de las semillas mentales se multiplica constantemente. Una sola bellota produce un roble que pesa toneladas, y las semillas mentales no son diferentes.

Identifica tus semillas negativas más poderosas. Las más viejas que te están causando dolor serio en tu cuerpo. Las más nuevas que recuerdas haber plantado: un perjuicio particularmente grave contra alguien; algún acto hecho en base a una emoción extrema; perjudicar a un objeto kármico poderoso, como puede ser tu padre o un maestro. El antídoto consta de cuatro etapas: Las Cuatro Fuerzas. En primer lugar, siéntate y, tranquilamente, revisa tu comprensión sobre las semillas. Piensa en tu destino: sencillamente salvar el mundo.

En segundo lugar, despierta un arrepentimiento inteligente —no un sentimiento de culpabilidad— pensando en cómo esta acción y su semilla van a retrasar el que llegues a tu destino.

La tercera fuerza, y la más importante, es determinarse a no reincidir en el error. Si se trata de un problema de salud o de relación personal, obviamente necesitas evitar seriamente perjudicar el bienestar o la amistad de los demás.

La cuarta fuerza es implicarse en un acto positivo para contrarrestar los negativos. Por ejemplo, ofrécete voluntario para trabajar en un hospital durante un tiempo. Conscientemente dedica estas cuatro fuerzas hacia la semilla, y se morirá.

II 35 Si de jamás perjudicar a nadie haces tu forma de vida,
en tu presencia, todos los conflictos llegan a su fin.

Ahinisa pratishthayam
Tat sannidhau vaira tyagah.

¿Qué sucede si nos volvemos buenos en la gestión de nuestras semillas mentales? Recuerda en primer lugar que *sólo* nosotros podemos plantar nuestras propias semillas kármicas y sólo *nosotros* las experimentamos cuando broten (formando parte de un grupo también podemos cometer un buen acto, y cada persona en dicho grupo planta una semilla similar; esto explica la prosperidad y pobreza que existe a ambos lados de nuestras imaginarias fronteras internacionales).

Por este motivo el Maestro dice "en *tu* presencia" algo bueno sucederá. Y es por esta razón que dos personas pueden experimentar la misma clase de yoga como una aventura estimulante o como un tirón muscular.

Cuanto más consciente y tenazmente trabajemos sobre nuestras propias semillas –en lugar de pelear con los malos en la pantalla– más obvio resultará que es entonces cuando estamos en el sendero correcto.

Con el tiempo, trabajar adecuadamente con las semillas conlleva una transformación drástica que se va manifestando gradualmente. Así, la primera etapa es *lo sorprendente:* una persona problemática en tu trabajo te felicita efusivamente. Después, *lo obvio*: prácticamente todos tus compañeros de trabajo te empiezan a sonreír. A continuación *lo maravilloso*: las guerras en el mundo de repente cesan. Por último, *lo milagroso*: el proceso de envejecimiento de tu cuerpo claramente se detiene, y empieza a invertirse.

II 36-37 Si haces una forma de vida de siempre decir la verdad, después cualquier cosa que desees hacer resultará exitosa. Si eres escrupuloso con la práctica de jamás robar a nadie, llegará un momento en el que la gente se te acercará para ofrecerte todo el dinero que necesites.

Satya pratishthayam
Kriya phala shrayatvam
Asteya pratishthayam
Sarva ratnopasthanam

Hemos de superar el esquema mental que nos dice que mentir *solo* es negativo si nos descubren. O de que es malo solo porque nos lo enseñaron nuestros padres, nuestros maestros en la escuela, o porque lo predica alguna religión.

Cuanto más claramente entendamos cómo funcionan las semillas, más claro tendremos el hecho de que, actuar bien no es solo correcto sino también el único modo de conseguir lo que deseamos, incluyendo lo que queremos para los demás.

Si nos esforzamos en decir la verdad, los demás empiezan a ser honestos con nosotros, continuamente. (sí, y *por favor recuerda* el intervalo de tiempo: las semillas necesitan tiempo para madurar, aunque la mera comprensión del funcionamiento de las semillas acelera este proceso enormemente). Y después cualquier cosa que emprendamos, sea un negocio, una nueva relación, etc. funcionará de modo automático.

El karma del dinero puede ser sorprendente. El dinero no se hace en una instalación gubernativa en algún lugar. El *valor* de la economía mundial, hasta el último céntimo, lo crea el acto de respetar las cosas ajenas. Pruébalo seriamente durante un tiempo y te reirás de camino al Banco.

II 38-39 Si de mantener pureza sexual en todo momento haces
tu forma de vida, entonces siempre tendrás fuerza.
Si perseveras en superar la posesividad,
podrás ver tus otras vidas.

Brahmacharya pratishthyam
Virya labhah
Aparigraba sthairye janma
Katha-anta sambodhah.

No es ninguna sorpresa que, kármicamente hablando (el único modo, al fin y al cabo, en que sucede), podemos conseguir la relación que deseamos con alguien del sexo opuesto solo si tenemos mucho cuidado en no dañar las relaciones entre otras personas.

Una simple regla de tres es actuar con la pareja de otra persona como si ésta estuviera también presente. Una vez más, esto no es a causa de lo que normalmente consideramos "moralidad": sencillamente es el único modo de poder encontrar una hermosa relación. Y si todos actuasen de este modo, *todos* tendrían una pareja maravillosa.

Es como respetar las cosas ajenas: si todo el mundo lo entendiera, todos tendrían lo que necesitan. La pobreza sería erradicada para siempre. Y este es el único modo en que se puede lograr.

La palabra sánscrita para "fuerza" en este contexto implica buena salud en general y un vigor sexual limpio que te proporciona energía para todo lo que haces.

Si aprendemos a no abarrotar nuestras vidas con cosas y distracciones, la mente se vuelve tan calmada y clara que podemos ver sucesos futuros e incluso otras vidas. ¡Una habilidad maravillosa para tener éxito en todos los campos de la vida!

II. 40-41 Si eres limpio, nunca te encontrarás
en medio de la inmundicia. La verdad, la pureza,
los pensamientos dulces, la mente concentrada,
y el dominio de los sentidos
son cualidades que te hacen apto para ver tu verdadero ser.

Shauchat svanga
Jugupsa parair asansargah.
Sattva shuddhi
Saumanasyakagryendriya
Jaya-atma darshana
Yagatvani cha.

Si somos honestos con respecto a la cantidad de dolor que acontece a nuestro alrededor, entonces el simple acto de caminar por una calle ajetreada puede ser abrumador: cientos de futuros cadáveres indefensos pasan a nuestro lado en una sola hora.

No obstante, si mantenemos una práctica espiritual limpia y sincera, entonces el hábito de buscar a posibles ángeles que existen entre nosotros se convierte en encuentros directos con ellos. Los ángeles existen: la idea puede parecer cursi, pero todas las pinturas y descripciones que nos rodean evidencian el hecho de que alguien en algún lugar, en realidad, se ha encontrado con ellos.

Si lo de las semillas funciona, y si lo llevas hasta sus últimas consecuencias, entonces es razonable que, con el tiempo, termines rodeado de dichos seres, en todo momento.

La pureza mental y la simplicidad física conducen a un estado de serenidad mental que ya no está esclavizado por los excesos de la comida o el sexo. Solo cuando el agua de un lago está perfectamente quieta, podemos ver la luna llena reflejada en ella: la realidad última, la vacuidad.

II 42-43 Si te contentas con lo que tienes, obtienes una felicidad insuperable. Abrazar las dificultades espirituales destruye tus impurezas y te ayuda a dominar el cuerpo y los sentidos.

Santoshad anuttamah sukha labhah.
Kayendriya siddhir ashuddhi
Kshayat tapasah.

¿Quieres ser rico? Es fácil. Simplemente reúne, de manera consciente, las semillas kármicas necesarias para ese fin, y lo serás. Paradójicamente pues parece que el único modo de conseguir dinero es regalando mucho, de un modo consciente y cuidadoso.

Pero cuando las semillas maduren y todo regrese a ti ¿serás *feliz*? Las semillas para ser *feliz* y para ser *rico* son *diferentes,* y esto explica por qué, en ocasiones, hay gente rica tan infeliz.

La semilla kármica que se planta al adiestrarnos en sentirnos satisfechos con cualquier nivel material de comodidad es diferente. Esta semilla madura como puro contento, y cuesta una gran cantidad de semillas de riqueza. Una persona que se siente satisfecha con la simplicidad se encuentra más allá de la riqueza.

Es cierto que no hay mejor escuela que encontrarse con situaciones difíciles y aprender a superarse gracias a ellas. Kármicamente hablando, la decisión de comprometernos a algo significativo obliga a muchas de las viejas y peligrosas semillas a salir, prematuramente, pero de modo más suave que lo habrían hecho de otro modo. Es como la inconveniencia de perder un vuelo que termina estrellándose.

II 44-45 Si te implicas en el estudio habitual, llegarás a estar con el Ángel de tus sueños más profundos. Si buscas la bendición del Maestro, logras la meditación final

Svadhyayad ishtadevata samprayogah.
Samadhi siddhir ishvara pranidhanat.

El estudio serio de los clásicos espirituales —consumir el aceite de quemar a medianoche con la agradable compañía de los grandes Maestros de la historia— no está de moda hoy en día. Quizás porque el conocimiento se ha asociado con la universidad y los títulos, en vez de con años de aprendizaje profundo y satisfactorio bajo la guía de un auténtico Maestro.

En todo caso, un auténtico Maestro nos pedirá —en ocasiones de modo doloroso— que pongamos nuestros estudios en práctica, lo cual en el yoga significa un examen incesante de nuestras debilidades internas: sentirnos alegres por sacarlas a la luz y desenraizarlas.

A medida que, gradualmente, reemplazamos nuestro stock de semillas malas por semillas cada vez más puras, el Maestro empieza a manifestarse ante nosotros en modos más elevados. En un momento dado, vendrá a nosotros como un Ángel perfecto que nos guiará personalmente a nuestro paraíso final.

Esto no es un cuento de hadas. Es el inevitable resultado frío, duro y práctico de consagrarnos a la labor de limpiar las semillas en nuestra mente.

II. 46-47 Las posturas producen un sentimiento de bienestar
que perdura en ti. Así actúan a través del equilibrio
entre esfuerzo y relajación, y a través de interminables formas
de meditación equilibrada.

Sthira sukham asanam
Prayatna shaithilya-ananta
samapattibhyam.

Estas líneas son la fuente original de las posturas físicas de
yoga, tal y como las conocemos hoy día. Al principio eran,
principalmente, diferentes tipos de posturas de meditación y
algunos ejercicios adicionales que te proporcionaban fuerza
y flexibilidad para poder sentarte inmóvil en meditación
durante largos periodos de tiempo.

En este punto empiezan, realmente, las ideas de trabajar
sobre el corazón y la mente desde el exterior, con el cuerpo.
Al colocar las partes de nuestro cuerpo en posiciones específicas, influimos en los canales internos. Esto facilita el fluir
del aire interno o *prana*. Y puesto que nuestros pensamientos
montan sobre este *prana* dentro de los canales, producimos
más amabilidad y conocimiento en nuestra mente, usando
el cuerpo.

La meditación se define como "mantener un equilibrio
que evite el letargo y la hiperactividad mentales". Es un
proceso delicado entre corregir y dejar de corregir, como
el movimiento constante a derecha e izquierda de nuestras
manos sobre el volante del coche.

Mediante la práctica, aprendemos a mantener la dirección
en línea recta; después relajamos nuestro esfuerzo: el corregir
mismo puede convertirse en un obstáculo. Con la práctica
regular, el cuerpo y la mente alcanzan un bienestar duradero.
A nivel último logramos una satisfacción incluso superior, a
medida que los canales se transforman en luz.

> II. 48. Y llegará un día en que las diferencias
> habrán dejado de incordiarte.

Tato dvandva-anabhighatah.

¿Cómo se produce exactamente esta transformación? Como veremos en el siguiente capítulo, en el cuerpo hay tres canales principales por los que circula aire. El canal central está situado a lo largo de la parte central de la espalda, junto a la espina dorsal. A cada uno de sus lados se encuentran dos canales menores.

Recuerda el Gran Error: tratar de conseguir lo que deseamos de un modo erróneo, como el niño que desea pegar al malo en la pantalla de cine. Esto planta semillas negativas que maduran en forma de nuestro ajetreado mundo.

Cuando vemos las cosas de modo erróneo, los aires internos en los dos canales laterales están activos. Esto sucede porque ellos están vinculados a los pensamientos erróneos sobre cómo funciona el mundo, y dichos aires circulan por estos dos canales.

La magia increíble del yoga es que ataca los pensamientos negativos a un nivel físico, ya que los ejercicios liberan bloqueos producidos por los aires internos en estos canales laterales.

Dichos bloqueos son responsables de que veamos las cosas de un modo polarizado: "esto y aquello", "yo y tú", "lo que quiero versus lo que quieres". Una vez liberados los bloqueos, conseguir lo que tú quieres es sinónimo de conseguir lo que yo quiero, y así nos liberamos los dos.

II. 49. La respiración se controla cuando, al permanecer allí, el movimiento de tu respiración, dentro y fuera, sencillamente se detiene.

Tasmin sati shvasa prashvasayor
Gati vichedah pranayamah

Si hacemos los ejercicios correctamente los canales laterales se abren, *lo cual provoca que tengas pensamientos más claros y amables.* Si no consigues este efecto con el yoga, significa que no lo haces correctamente. La base de todo es el autocontrol y los compromisos, las semillas que crean las posturas de yoga: ¿cuido de los demás cada día?

Además de los ejercicios físicos que abren los canales, hay toda una ciencia de la respiración que afecta a los aires internos vinculados con nuestros pensamientos, y que fluyen por los canales. Aunque nuestra respiración no es el aire interno, los dos están íntimamente conectados. Cualquier cosa que le ocurra a uno afecta al otro, como sucede con las cuerdas afinadas de una guitarra.

De modo que, en un sentido, al trabajar desde el exterior hacia el interior, podemos permanecer en una postura de meditación o de yoga y dominar nuestra respiración que, a su vez, calma los aires internos: cuando te incorporas y sostienes las riendas de un caballo, el jinete que monta va despacio. Desde el interior hacia el exterior, podemos calmar los pensamientos y los aires: cuando el jinete se calma, el caballo también.

Una mente totalmente calmada y enfocada conduce los pensamientos negativos a un punto de quietud, momento en el que la respiración interna se detiene.

II.50. Observa atentamente tu respiración: dentro o fuera,
detenida o siendo intercambiada. Observa también
el lugar en el cuerpo, la duración y el recuento. Prolongada y
bien hecha.

Bahya-abhyantara stambha virttih
Desha kala sankhyabhih
Paridirshto dirgha sukshmah

De modo que el aliento está vinculado con los aires internos que, a su vez, lo están con nuestros pensamientos. Esto significa que si vigilamos de cerca nuestra respiración, tanto durante los ejercicios de yoga como a lo largo del día, podemos controlar el estado de la mente y la condición de los dos problemáticos canales laterales.

Si piensas en ello, el aliento puede estar en tres lugares: expulsado del todo, momento en el que tiene lugar una pausa momentánea; inspirado por completo, y de nuevo otra pausa; o entre estos dos estados.

En meditación, en una postura de yoga, y con el jefe en el trabajo, nos esforzamos en mantener nuestra respiración larga y lenta, con una inspiración y espiración constantes. Esto mantiene los aires internos tranquilos y, en consecuencia, nuestra mente se vuelve clara y enfocada.

Cuando estamos nerviosos y disgustados, las inspiraciones suelen ir más deprisa que las espiraciones. Corregimos esto contando mentalmente los segundos de cada proceso, hasta que la inspiración y espiración duran lo mismo. Seguidamente podemos extender más la espiración, que nos calma.

Puesto que los aires internos están estrechamente conectados con nuestros pensamientos, con el adiestramiento adecuado, mentalmente también podemos dirigir un cierto número de respiraciones hacia bloqueos internos específicos, y a ellas les seguirán los aires internos.

II. 51-53 El cuarto estado sucede cuando uno ha dejado el exterior, el interior y la experiencia misma. Después se puede destruir el velo que cubre la luz. La mente es apta para enfocarse.

Bahya-abhyantara vishaya kshepi chaturthah.
Tatah kshiyate prakasha-avaranam.
Dharanasu cha yogyata manasah.

Así pues, la respiración puede estar fuera, dentro o moviéndose entre estos dos. Pero también hay una cuarta posibilidad: cuando cesa del todo.

Experimentamos algo similar cuando leemos un libro bueno, o tratamos de escuchar un sonido tenue. Cuanto más nos concentramos, más se calman los aires internos y, de paso, la respiración. Cuando la respiración se detiene por largos periodos de tiempo, lo hace por una de estas dos razones: o porque nuestro enfoque es perfecto, o porque hemos destruido los pensamientos y aires mismos que crean el velo del Gran Error.

Por supuesto, el primero puede ayudarnos a conseguir el segundo, pero el segundo es el que queremos: precisamente esto es lo que, al principio, el Maestro Patanjali definió como yoga. Todas las prácticas físicas del yoga van encaminadas a pacificar los canales laterales, lo cual nos ayuda a ver la realidad última y, gradualmente, convierte nuestro cuerpo en luz: un ángel que aparece donde sea que alguien lo necesite.

Estos resultados del yoga físico y, específicamente, los ejercicios de respiración, solo tienen lugar después de un trabajo constante con un Maestro cualificado, en alguien que se ha adiestrado con un Maestro de una auténtica tradición, y ésta es una persona que, obviamente, mantiene una buena práctica y ha obtenido resultados. No trates de forzar las cosas, o hacerlas incorrectamente: podrías dañar tu cuerpo o mente. El éxito viene de modo seguro y natural solo plantando las semillas apropiadas, a través del yoga del autocontrol y los compromisos.

II. 54-55 Aprende a retirar la mente de tus sentidos físicos.
Libre de sus ataduras a los objetos externos,
la mente puede llegar a su naturaleza verdadera,
y con ello obtienes el más elevado control de los sentidos.

Svavishaya- asamprayoge chittasya
Svarupa-anukara ivendriyanam
prathyara.
Tatah parama vashyatendriyam.

Hemos terminado, pues, las primeras cuatro de las cinco ramas "externas" del yoga: el autocontrol, los compromisos, los ejercicios de yoga y las prácticas de respiración. Obviamente vemos una secuencia progresiva. Por ejemplo, el acto mismo de tener cuidado en no perjudicar a los demás —el plantar buenas semillas conscientemente— es *el único modo* de llegar a ser bueno en tus ejercicios de yoga, pero asegurarse de respirar calmadamente va más allá, y te permite ser bueno con los demás. De modo que las ocho ramas se apoyan una en la otra, creando una espiral que se auto-perpetua en nuestras vidas.

Una vez más, nuestros sentidos corporales son instrumentos físicos, y es correcto disfrutar de un trozo de pizza o de un buen helado. No obstante, para progresar seriamente en nuestro propósito de salvar al mundo, hemos de manejar estos sentidos con sensatez: disfruta plenamente de una canción y después apaga la radio, antes de que se convierta en un ruido de fondo; haz tus ejercicios de yoga modesta pero constantemente, y, de repente, querrás el tipo preciso de comida y la cantidad que resulte más saludable para ti; cultiva el arte del silencio feliz, disfrutado con tus amigos. Y así gradualmente, estos sentidos te dirigirán a la forma más elevada de silencio: la comunión directa con lo supremo.

Tercera Piedra Angular

El Capítulo sobre la Práctica

III. 1 Atar la mente a un objeto es enfocar.
Y quedarse sobre ese objeto
durante un periodo de tiempo, es la estabilidad.

Tirtiyo Vibhuti Padah

Desha bandhash chittasya dharana.
Tatra pratyayaika dhyanam.

La tercera piedra angular que sostiene la mansión del yoga consiste en las tres ramas o prácticas internas, junto con su aplicación práctica. Al final del último capítulo aprendíamos a controlar nuestros sentidos, lo cual desemboca automáticamente en la capacidad para enfocar la mente. Es como encontrar a tu amigo entre una multitud en la estación del tren.

A un nivel, la mente se enfoca en un objeto particular mediante un proceso consistente en la eliminación de cualquier otro objeto a su alrededor: todo es lo opuesto de lo que no es. Buscas y eliminas rostros en la multitud, y vas estrechando tu enfoque hasta dar con el rostro de tu amigo.

Cuantos más rostros tengas que descartar, más difícil es encontrar a tu amigo. Cuantos más objetos tengas en tu casa, cuantas más cosas sin importancia tengas que hacer a lo largo del día, cuantas más noticias absurdas escuches y cuanto más te reúnas con otros para hablar de cosas tontas, menos posibilidades tienes de poder enfocar.

Una vez llegamos a un solo punto de enfoque, hemos de permanecer en él, hilando este sendero entre pensar en otras cosas y dormirse mentalmente. Pensar en la muerte arregla el primer problema; pensar en el destino que nos espera arregla el segundo.

III. 3 La meditación perfecta contempla este mismo objeto
como su simple ser: como su luz clara,
totalmente vacía de naturaleza propia.

Tad eva-artha matra
Nirbhasam svarupa shunyam
Iva samadhih.

Llegados a un punto, y gracias a una modesta y regular práctica diaria de meditación (siguiendo instrucciones auténticas de aquel Maestro cualificado), logramos una quietud total de la mente: una mente enfocada y estable.

Se dice que detener el Gran Error es como talar un árbol grande. El enfoque perfecto y la capacidad de permanecer son como dos brazos fuertes, pero por fuertes que seamos no podemos hacer caer un árbol porque sí, requerimos un hacha muy afilada.

Para perfeccionar la meditación, no es suficiente con contemplar fijamente y durante largo tiempo algo como nuestra respiración ya que, incluso entonces, la mente persiste en cometer su error fatal y debemos solucionarlo, o llegaremos al final de nuestra vida vacíos.

A medida que meditamos hemos de esforzarnos en ver aquello que, simplemente, no está, aquello que ha desaparecido. Hemos de comprender que nada es lo que parece, es decir, incluso el calor de un fuego nunca le ha *pertenecido* a él. Soy *yo* quien hace caliente el fuego.

III. 4-8 Cuando estos tres actúan juntos, al unísono, los llamamos el "esfuerzo combinado". Una vez dominas esta habilidad logras el ojo de la sabiduría que consta de varios niveles. Con respecto a los anteriores, estas tres ramas son "internas". Pero también "externas", comparadas con el estado en el que las semillas han desaparecido.

Trayam ekatra sanyamah. Taj jayat prajnya-alokah.
Tasya bhumishu viniyogah. Trayam antar angam
Purvebhyah. Tad api bahir angam nirbijasya.

Un hacha sostenida por dos fuertes brazos tiene un cierto poder innegable. Tú tienes la capacidad de poner la mente en un solo objeto y mantenerla allí, sin oscilaciones, durante una hora o más. Al mismo tiempo, *comprendes totalmente* de dónde viene el objeto en el que te concentras, y de dónde no viene. Los tres juntos –enfoque, estabilidad y sabiduría– son como un equipo o esfuerzo combinado que, literalmente, salvará tu vida y la de muchos otros.

Ahora posees un arma verdaderamente poderosa, la única que puede destruir el dolor del mundo. Este es el ojo de la sabiduría –un tercer ojo metafórico–, la luz del conocimiento en lo más profundo de la mente.

Los tres empiezan como una experiencia intelectual de la realidad última hasta que se transforma en una vivencia directa; se combinan con el amor último y nos llevan hacia niveles –progresivamente más elevados– de generosidad, vida ética, paciencia, esfuerzo, concentración y comprensión.

Comparado con todo lo que hemos podido ser en el pasado –comparado incluso con las cinco primeras prácticas de yoga– la unión de estas tres ramas es, literalmente, lo más precioso del mundo. Pero incluso ellas no son nada comparado con el lugar al que nos van a conducir.

III. 9-10 El cese ocurrirá si las semillas para surgir o permanecer en él han sido suprimidas o son manifiestas. Su duración por tanto depende de la mente. A esto lo llamamos "la transformación del cese". El fin o eliminación de las negatividades resultante también depende de las semillas.

Vyuthana nirodha sanskarayor
Abhibhava pradurbhavau nirodha
Kshana chia-anvayo nirodha parinamah.
Tasya prashanta vahita sanskarat.

¿Cómo lleva a cabo su trabajo el equipo formado por la quietud perfecta y la sabiduría parecida a una espada? Un día, después de mucho estudio y práctica –y si hemos plantado las semillas necesarias sirviendo a los demás– entramos en una elevada y extraordinaria meditación. Más allá del tiempo mismo, entramos en la realidad última por vez primera. Al cabo de un rato, regresamos al lugar de partida.

Una experiencia similar, aunque mucho menos importante, es la de sumirnos en un estado profundo de meditación, como de inconsciencia. Podemos despertar de esta meditación horas después, y uno siente como si hubiera transcurrido solo un instante: como si nuestra mente se hubiera detenido, pero en esta meditación la mente no se ha parado. En la meditación más elevada, el Gran Error se ha detenido un rato; en la inferior, solo se ha detenido nuestra consciencia superficial. En ambos casos solo podemos permanecer "en ella" mientras nos lo permitan las semillas: no hay un esfuerzo consciente para despertar.

Detener el Gran Error –aunque solo sea por unos minutos por vez primera– elimina para siempre ciertos pensamientos negativos, pero, una vez más, su ausencia eterna también depende de las semillas. Usar la quietud y la sabiduría para ver cómo los pensamientos pueden detenerse transforma la experiencia en la versión superior.

III. 11-12 Lo que llamamos "transformación de la meditación" es una mente unipuntualizada hacia todos los objetos existentes, en que la mente también está detenida, o se activa; de nuevo según estos dos. Y lo que llamamos "la transformación de la mente unipuntualizada" es cuando dicho estado mental, o reposa o se manifiesta, de nuevo, según estos dos factores.

Sarva-arthaika-agra tayoh kshayodayau
Chittasya samadhi parinamah
Tatah punah shantoditau tulya pratyayau
Chitasyaika-agrata parinamah.

De modo que podemos experimentar profundos estados de meditación en los que parece que la mente se ha detenido. Es importante usar nuestra quietud y meditación más elevada para comprender la experiencia y transformarla en algo que pueda ayudarnos de verdad en tareas más importantes, como detener el dolor y la muerte.

La cuestión es cuánto tiempo podemos permanecer en un estado en el que el Gran Error se ha detenido. La respuesta —la primera vez— es que sólo estamos unos minutos. Nuestras semillas puras son todavía demasiado frágiles para mantener la cesación: se gastan, la cesación se detiene y el Gran Error continua, aunque no lo deseemos.

Durante estos minutos, poderosas pero frágiles semillas han hecho posible tanto la sabiduría meditativa como la quietud unipuntualizada, sobre la que ella descansa: nuestro preciado equipo. No obstante, estos dos también están a merced de sus respectivas semillas —semillas para empezar y semillas para terminar—. Las transformamos también cuando las dirigimos sobre sí mismas, es decir, al comprender que la experiencia solo durará mientras duren nuestras semillas. Esto, a su vez, nos lleva a trabajar con las dos primeras ramas del yoga: plantar semillas cuidando de los demás.

III. 13-15 Se llaman "transformaciones" porque crean un cambio en la condición misma de las cualidades de las cosas, sean elementos externos o poderes internos. Todos tienen en común una sola cosa: ni su cesación ni su inicio se puede señalar. La causa para sus demás etapas surge también de la transformación.

Etenu bhutendriyeshu dharma
Lakshana-avastha parinama vyakhyatah.
Shantodita-avyapadeshya. Dharma-anupati dharmi.
Krama-anyatvam parinama-anyatve hetuh.

Es crucial darse cuenta de que *el mero hecho de entender una cosa puede transformar su condición misma*. La gente que verdaderamente comprende elementos físicos externos, como el agua, puede —mediante esta comprensión— transformar el agua en algo sólido y caminar sobre ella. Al *entender* el poder sensorial de la vista, pueden ver todo el mundo, o curar a los ciegos.

Dichas transformaciones solo son posibles porque todo fenómeno está a merced de una cosa particular: nada empieza ni termina. Ni pasa de una a otra etapa, como la de permanecer.

Enfoca la mente en el momento exacto en que lees esta... palabra. Pero ha habido una parte de este momento en el que empezaste a ver la p, y una parte del momento en que terminaste de ver la p.

Y así hasta el infinito. Es imposible estar viendo lo que vemos porque no hay un punto en el que *empezamos* a ver. Si vemos las palabras —y lo hacemos— solo es posible porque nuestra mente las ha colocado aquí en esta página.

III. 16-18 La transformación del esfuerzo combinado te permite ver el pasado y el futuro. En cierto punto puedes resolver la confusión, en la que factores como términos y objetos están mezclados, unos con otros. Si diriges el esfuerzo combinado hacia este hecho, obtienes la capacidad de conocer todos los idiomas. Manifestarlo como una semilla presente te permite ver las vidas pasadas.

Parinama traya sanyamad atita-anagata jnyanam.
Shabda-artha pratyayanam itaretara-abhyasat sankara
Tat pravibhaga sanyamat sarva bhuta ruta jnyanam.
Sanskara sakshat karanat purva jati jnyanam.

Si, en realidad, las cosas *empiezan* a existir gracias a una diminuta imagen mental que imponemos sobre dos microsegundos sin relación entre sí, aquello en lo que se transforman justo cuando han empezado tiene que venir del mismo lugar. Si entiendes esto, podrás convertir el metal en oro. Pero, ¿sería este tu deseo? A causa del insoportable dolor, emocional y físico, que destroza a cada persona en el mundo, estamos obligados a usar nuestra capacidad para un objetivo más elevado. De modo que empezamos la descripción de cómo usar la combinación de la quietud y la sabiduría para conseguir el poder de un ángel.

Si un momento es solo una percepción, todos los momentos lo son, y así podríamos aprender a ver el futuro y el pasado para ayudar a los demás. También nos daríamos cuenta de que estamos tomando nuestras imágenes mentales por objetos "reales". Puesto que las imágenes son lo que son las palabras, obtendríamos el poder sobre las palabras mismas: la capacidad de hablar a todo el mundo, guiar a cada uno en su propio idioma. Al transformar las semillas pasadas y futuras en semillas presentes, podemos describir a la gente los sucesos de sus vidas pasadas y la nuestra propia para que entiendan que todo viene del modo en que hemos tratado a los demás.

III. 19-20 Con la causa necesaria, uno puede leer la mente de los demás. No obstante, esto no se hace mediante aquello en lo que se basa, porque entonces no sería su propia experiencia.

Pratyayasya para chitta jnyanam.
Na cha tat sa-alambanam.
Tasya-avishaya bhutatvat.

En los capítulos previos hablamos del Sendero de la Visión: aquel breve periodo de tiempo en el que conectamos con la realidad última. Durante las horas siguientes a esta experiencia, obtenemos temporalmente la capacidad de leer la mente de los demás. A medida que progresamos y llegamos al siguiente sendero, esta capacidad se vuelve más y más estable.

De nuevo, no es que podamos compartir semillas mentales basadas o localizadas en la mente de otra persona: las semillas en nuestra propia mente se depositan solo gracias a nuestros actos para con los demás. Si esto no fuese así, entonces sencillamente no estaríamos aquí, en este mundo imperfecto: los Maestros del pasado, por su infinita compasión, ya nos habrían dado sus semillas perfectas hace mucho tiempo.

De modo que leer la mente de los demás —y de verdad podemos—, es posible a causa de nuestras propias semillas; si viniera de las suyas, entonces ellos no estarían teniendo los pensamientos que leemos.

Leer la mente de los demás —o incluso sinceramente tratar de hacerlo— es una habilidad importante cuando tenemos algo precioso que enseñarles. Podemos echar una ojeada y ver qué les gusta, y sus esperanzas y qué capacidad tienen en este momento para digerir las ideas.

III. 21-22 Si uno dirige el esfuerzo combinado hacia la forma visible del cuerpo, uno puede obtener la invisibilidad, puesto que el ojo se disocia del objeto que aparece ante él, ya que el poder de aferrarse a este objeto ha quedado suspendido. La capacidad para apagar el sonido y el resto se explican del mismo modo.

Kaya rupa sanyamat
Tad grahya shakti stambhe chakshuh
Prakasha-asamprayogentardharam.
Etena shabdadyantardhanam uktam.

La gente avanzada en el sendero tiene el poder de volverse invisible cuando lo desea. Una vez más, esto es resultado de manipular el modo en que las partes de un objeto —como el color y el esbozo del cuerpo propio— se organizan como dicho objeto gracias a la mente. Y esto solo puede hacerse si han sido plantadas las semillas correctas, cosa que sólo es posible si uno ha sido bueno con los demás, lo suficientemente bueno para ver que ellos no te vean, si esto les va a servir de ayuda.

Deberíamos decir aquí que no todo el mundo que posee poderes como la invisibilidad, necesariamente entiende de dónde vienen, cómo mantenerlos, o cómo usarlos para ayudar a los demás. En ocasiones, nos podría suceder un milagro sencillamente porque, de repente, maduran semillas buenas pero antiguas —no obstante, si no entendemos el proceso, no podremos repetirlo—.

La gente que medita con mucha regularidad, aunque solo usen la meditación para "relajarse y desconectar" un rato, en ocasiones puede obtener algún poder temporal. Esto ocurre porque, en cualquier estado profundo de meditación, no podemos cometer actos o pensamientos negativos hacia los demás que impiden dichos poderes.

III. 22b Cuando diriges el esfuerzo combinado hacia aquellas semillas kármicas que madurarán y hacia las que no lo harán, obtienes la capacidad de ver su resultado final. Esto también puede hacerse con la lectura de augurios.

Sopakramam nirupakramam cha
Karma tat sanyamad aparanta jnyanam.
Arishtebhyo va.

Compras una nueva alfombra de ducha a tu suegra, con el fin de resultarle más simpático. Al día siguiente resbala y se hace daño. Llegados a este punto ya sabemos que ella no resbaló por culpa de la alfombra —sino más bien por algo negativo que ella misma hizo con anterioridad—, y nuestra buena intención *no ha sido en vano:* el deseo de satisfacerla nos reportará muchas buenas cosas en el futuro.

Esto no cambia el hecho de que *sería bonito saber* con certeza la consecuencia final que podemos esperar de cualquier acto que llevemos a cabo. Alguien que realmente comprende cómo funcionan las semillas puede percibir qué semillas del almacén irán gradualmente madurando y brotando y cuáles permanecerán siempre sin hacerlo.

Esto es así porque solo *fallar en comprender el funcionamiento de las semillas* hace que las semillas impuras se activen y sean potentes. Elimina el Gran Error, y las malas semillas nunca despegarán.

Hay métodos específicos para usar augurios y poder ver el futuro —como predecir la muerte por la sombra de la gente—. No obstante, estos solo funcionan si tenemos las semillas correctas provenientes de cuidar de los demás.

III. 23-25 Los poderes van a encontrarse en el amor y demás.
Y en estos poderes yacen los poderes del Elefante de Guerra,
y todos los demás también. Si colocas tu ojo en las causas
verdaderas entonces obtienes la capacidad de percibir incluso
cosas muy sutiles y a una gran distancia.

Maitryadishu balani.
Baleshu hasti bala-adini.
Pravirttyaloka nyasat sukshma
Vyavahita viprakirshta jnyanam.

Llegado a este punto se hace evidente que los poderes inespe-
rados y extraordinarios que podríamos querer conseguir para
servir a los demás vienen de plantar las semillas correctas. Así,
el Maestro nos recuerda el modo más poderoso de plantar
estas semillas: practicar los Cuatro Pensamientos Infinitos,
que explicamos en el primer capítulo. Uno es el amor infinito,
el deseo de dar a los seres todos los anhelos su corazón; la
compasión infinita: el deseo de eliminar hasta su dolor más
pequeño; la alegría infinita es el deseo de hacerles experimentar la felicidad más elevada, no solo casas y hamburguesas: un
lugar de felicidad infinita, más allá de todo temor y muerte; y
la ecuanimidad infinita, el deseo de hacer esto para beneficio
de todos, no solo para amigos y familiares.

En la época del Maestro Patanjali, el elefante era la má-
quina de guerra total, capaz de destruir cualquier obstáculo.
Así, un ser que hubiera alcanzado la perfección espiritual
era conocido como un Elefante de Guerra. Cuando nos
transformemos en un ángel tendremos poderes superiores:
la compasión última, conocimiento de todas las cosas y la
capacidad de manifestarnos en cualquier lugar del universo,
en cualquier momento, para ayudar a los demás.

Este es la evolución real de todos los poderes. Verás a un
niño caer en un mundo lejano y estarás allí para salvarlo,
antes de ni siquiera pensar en ello.

> III. 26 Dirige la combinación de tu esfuerzo
> hacia el sol, y comprenderás la tierra.

Bhuvana jnyanan
Surye sanyamat.

En el segundo capítulo, cuando hablábamos de los ejercicios de yoga físico, mencionamos tres canales principales en el cuerpo por los que el aire interno o *prana* circula. Es crucial entender estos canales porque después podremos controlar nuestros pensamientos, que están vinculados a los aires. De hecho trabajamos sobre el cuerpo físico para detener el Gran Error cometido por la mente.

El Canal Central está situado a lo largo de la espina dorsal casi pegado y por delante de ella; un poco a la derecha se encuentra el Canal del Sol. Vinculados con los aires que fluyen por este canal circulan nuestros pensamientos negativos "calientes": aversión, odio, celos, todos ellos basados en desagradarte objetos, sucesos y gente porque fallamos en comprender el modo en que nosotros mismos los hemos producido.

Aquietar la turbulencia de los aires internos en el Canal del Sol tiene el efecto de liberarnos de la mala interpretación de nuestra realidad externa: el mundo, la tierra. La belleza del yoga es que trabajamos sobre este canal, simple y efectivamente, mediante ejercicios físicos.

El control de la respiración practicado con una guía auténtica consigue este propósito mucho mejor. Y después, por último, usamos el trabajo conjunto de las últimas tres ramas del yoga —enfoque, estabilidad y sabiduría— para aquietar el Canal del Sol desde el interior.

III. 27 Dirige este mismo esfuerzo hacia la luna
y comprenderás la disposición de las estrellas.

Chandre tara vyuha jnyanam.

A la izquierda del Canal Central se encuentra el Canal de la Luna. Si el Canal del Sol, que es rojo carmesí, transporta principalmente energía masculina –enfocada hacia el exterior y orientada a la acción–, el Canal de la Luna, de color lechoso, transporta principalmente energía femenina –introspectiva y orientada al pensamiento–.

Por este canal circulan todos nuestros pensamientos erróneos relacionados con el sentimiento de atracción hacia las cosas por culpa de que las malinterpretamos: cogemos para nuestro disfrute el último dónut de chocolate.

Cuando nuestra práctica de yoga aquieta los aires del Canal de la Luna, la raíz de estos pensamientos se detiene. Esta raíz es la tendencia de vernos a nosotros y a nuestra propia mente –todas las chispas o estrellas diminutas de consciencia en nosotros– como algo que también viene de su propio lado, y no de nuestras semillas.

En este punto hemos de comprender algo: las semillas mismas que nos crean a nosotros, crean nuestro mundo. Las semillas que crean la primera de toda división –los Canales del Sol y la Luna en nuestros propios cuerpos–, también nos hacen varón o hembra. Ellas crean el día y la noche, el sol y la luna, tú y yo, la tierra y las estrellas. El estado de nuestro mundo es un reflejo perfecto del estado de nuestros canales y, en consecuencia, de nuestro corazón.

III. 28Dirige tu esfuerzo hacia la estrella polar y acabarás comprendiendo sus movimientos.

Dhruve tad gati jnyanam.

El Canal Central, del color de la llama cristalina de fuego, está situado en el eje del cuerpo, como el gran eje alrededor del cual giran las estrellas: paralelo a la espina dorsal, desde la intersección de nuestras piernas hasta la punta de la coronilla, donde se curva para llegar al entrecejo.

Vinculados con los aires en este canal circulan todos nuestros buenos pensamientos: estimar a los demás, tener en cuenta lo que desean y necesitan, y más importante, la comprensión de que esto en sí mismo, literalmente creará un mundo perfecto.

Los tres canales se unen debajo de la zona de nuestro ombligo. Simplemente leer y comprender las palabras de esta página saca el aire interno, o *prana*, de los conflictivos canales laterales y lo dirige hacia el Canal Central puro. Esto, a su vez, nos revela el funcionamiento de la tierra y las estrellas.

Has de entender que el verdadero propósito de todas las prácticas físicas del yoga es sacar el aire de los canales laterales y dirigirlo al Canal Central. Esto desencadenará el progreso en los cinco senderos, especialmente la percepción directa de la realidad última.

Cuando todos los aires internos se disuelve en el Canal Central, el cuerpo se transforma en luz, y tú residirás en todos los mundos.

III. 29-31 Dirige este mismo esfuerzo al centro de tu ombligo,
y comprenderás la estructura de tu cuerpo.
Dirígelo a la garganta y pondrás fin al hambre y la sed. Este es
un estado estable de los canales de la tortuga.

Nabhi chakre kaya vyuha jnyanam.
Kantha kupe kshut pipasa nivirttih
Karma nadyam sthairam.

Los dos canales laterales se enroscan, como una vid, al Canal Central en ciertos puntos. Esto crea bloqueos que atascan el fluido de los aires por el Canal Central, impidiendo así los dulces y sabios pensamientos vinculados con dichos aires.

A lo largo del desarrollo de los canales internos en el feto, se acumula presión en estos puntos bloqueados, brotando de ellos los canales secundarios. Si los observas desde la parte superior de la espina dorsal, estos canales radian hacia fuera como las varillas de una rueda: por ello se llaman chakras, palabra sánscrita para "rueda".

La primera rueda en formarse en el seno materno es en el ombligo. Gradualmente se desarrolla una red entera así como la estructura de nuestro esqueleto, vasos sanguíneos y sistema nervioso se forma alrededor de estos canales, como el hielo alrededor de los contornos de una ramita. Esto significa que cualquier achaque físico que podamos tener se puede localizar en estos canales, y curarse mediante la comprensión.

Dirigir esta comprensión al *chakra* del cuello nos permite, con el tiempo, superar incluso la necesidad de comer. Gradualmente controlamos los sentidos físicos vinculados con los cinco aires secundarios, como el aire "tortuga", responsable de poder oír y relacionado con nuestro hígado —que tiene forma de tortuga—.

III. 32-34 Dirígelo hacia el esplendor de la coronilla y verás
los poderes. Todos ellos vienen de la comprensión total.
Dirígelo hacia el corazón y comprenderás la mente.

Murdha jyotishi siddha darshanam.
Pratibhad va sarvam.
Hirdaye chitta sanvit

Las ruedas internas o *chakras* comienzan como puntos bloqueados, pero el acto mismo de enfocarse sobre ellas con comprensión libera la rigidez de los dos canales laterales que se enroscan a su alrededor.

Piensa en el aire interno o *prana* en los tres canales principales como en una cierta cantidad fija, como el aire del interior de un animal de juguete hecho de goma fina. Si le presionas el estómago, las piernas se hinchan.

Si trabajas con pensamientos de sabiduría y amor a los demás en un punto bloqueado, el aire interno deja los canales laterales causantes iniciales de los puntos bloqueados. De este modo, el *chakra* se convierte en un centro de esplendor y de elevadas realizaciones espirituales.

Usando este método es posible segregar una sustancia radiante blanca y parecida a la miel dentro del chakra de la coronilla. Esto activa en primer lugar poderes mundanos y, a continuación, divinos. Una vez más, a nivel último, todo poder se apoya y surge de una clara comprensión de las semillas como creadoras del mundo.

En el *chakra* del corazón se encuentra una gota indestructible de consciencia, mucho más pequeña que la punta de una aguja de coser. En su interior se encuentra el almacén de billones de semillas que van proyectando nuestra vida. Cuando este *chakra* del corazón se abre, el amor último estalla en forma de luz cristalina.

III. 35 Las causas que forman la realidad y la persona, por distintas que puedan parecer, no lo son. No las experimentamos a causa de algo externo a nosotros, sino como algo que viene de nosotros. Dirige el esfuerzo combinado sobre esto y comprenderás la persona.

Sattva purushayor atyanta-asankirnayoh
Pratyaya-avishesho bhogah
Para-arthatvat sva-artha samyamat
purusha jnyanam.

Es mucho más fácil tratar con la mala interpretación de nuestra realidad externa, que fluye por el Canal Sol, que corregir la mala interpretación de la persona —es decir uno mismo—, que circula por el Canal Luna.

Coge la realidad de un bolígrafo, por ejemplo. Si te enseño un boli y te pregunto lo que es, automáticamente dirás: "Un boli". Y en ese micro instante también crees que es un boli de su lado. Estás convencido de que "la boligrafeidad" proviene del boli mismo.

Pero si le enseño el mismo objeto a un perro, simplemente lo percibe como un tierno e interesante bastón: quizás como algo bueno para masticar.

Un momento de reflexión nos indica que ninguna de estas dos perspectivas es más "correcta" que la otra. Y de inmediato también vemos que la "boligrafeidad" no existe desde el lado del boli; al contrario, "boli" es una idea-imagen perfecta impuesta por mi mente sobre la base de un cilindro brillante. Y la imagen *con la que mi mente saldrá* depende totalmente de las semillas —de cómo traté a los demás.

Esto es, de hecho, *lo que me hace* a mí un humano, y al perro un perro. Incluso la cuestión de si puedes *pensar* sobre estas ideas viene de las semillas.

III. 36-37 Con esto desarrollas capacidades sobrenaturales de la escucha, del tacto, de la vista, del sabor y del olor. Durante la meditación, podrían ser un obstáculo; cuando emerges de ella, son poderes.

Tatah pratibha shravana
Vedana-adarsha svada
Varta jayante.
Te samadhau upasarga
Vyutthane siddayah.

La capacidad de comprender la naturaleza de una cosa tan nimia como un boli es, pues, una herramienta poderosa que nos permite ir más allá de la realidad para hacer los ajustes necesarios desde su raíz: sería como tener el código raíz de un programa informático, o trabajar sobre un organismo a partir de su código genético.

La distancia a la que podemos escuchar la conversación de dos personas es un ejemplo. Si un cierto número de centímetros fueran, de modo inherente, el número a partir del cual ya no podemos oír más lo que se dice, entonces alguien que está a nuestro lado y que tiene un oído mucho más fino que el nuestro, tampoco podría escucharles. Como el boli y el perro.

De modo que en lugar de aportar algún cambio milagroso en nuestra capacidad de oír, simplemente reemplazamos las semillas en nuestra mente que crean el *límite* a partir del cual ya no se puede oír. Cien centímetros se convierten en dos, y podemos escuchar a la gente que habla en el piso que se encuentra al otro lado de la calle.

Esto, obviamente, te podría volver loco, y hacer imposible actividades como meditar o dormir. Generalmente hablando, estamos automáticamente protegidos de esto por el hecho de que dichos poderes solo se obtienen si deseas usarlos para servir a los demás.

III. 38 Cuando aflojas los nudos que te atan y entiendes que esto es una prisión, puedes hacer que tu mente entre en otro cuerpo.

Bandha karana shaithilyat
Prachara sanvedanach cha
Chittasya parasharir aveshah.

Estimamos con fuerza nuestro cuerpo de sangre y huesos, pero imagina cómo lo vería una persona cuyo cuerpo ya se ha transformado en luz: como una prisión, un lugar peligroso en el que quedar atascado.

A propósito, cuando tu cuerpo se transforma, mantienes la forma externa general de un ser humano. Los demás (recuerda el boli y el perro) podrían seguir viéndote igual que antes. No obstante, tú y otros como tú te ven como el ser más exquisito que ahora puedas imaginar, mil veces mejor.

En ocasiones, pues, el cuerpo de luz se llama el cuerpo del "Arco Iris" porque, desde la distancia, un arco iris parece una sustancia sólida, pero al acercarte puedes atravesarlo con tu mano: no hay huesos ni sangre.

Puesto que, en definitiva, un perro es solo las semillas para que vea las cosas como tal, una persona que entiende de verdad el funcionamiento de las semillas podría adoptar diversas formas externas y parecer que nace como personas distintas, si esto sirviera de ayuda a los demás. Él sabe que es más fácil para nosotros relacionarnos, en el nivel cotidiano, con alguien parecido a nosotros. Y por este motivo, al principio se manifiesta de esta forma.

III. 39-40 Cuando dominas el aire que empuja hacia arriba,
puedes atravesar sin impedimentos cuerpos líquidos,
pantanos, arbustos y parecidos. Cuando dominas el aire que
acompaña, obtienes el fuego interno.

*Udana jayaj jala pangka
Kantaka-adhishvasanga utkrantish cha.
Samana jayat prajvalanam.*

Cuando los aires internos se dirigen hacia partes específicas del cuerpo, aunque sea momentáneamente, para llevar a cabo una función corporal, los identificamos como uno de los cinco aires principales.

El primero de estos, el aire "que todo lo impregna", llega a todo el cuerpo y gobierna el flujo de todos los aires restantes hacia cualquier lugar necesario. El aire de la "vida" mantiene la vida así como el fluido de la respiración. El "que vacía hacia abajo" asegura la eliminación de las heces y la orina. El aire "que empuja hacia arriba", mencionado en el verso, está relacionado con los actos de comer y hablar, haciendo posible también el movimiento hacia arriba de cualquier otro aire. Cuando gracias al conocimiento de las semillas logramos dominar este aire, nos podemos mover velozmente –incluso a través de obstáculos como lagos o arbustos espesos- si alguien necesita ayuda. En nuestra evolución final atravesamos planetas y galaxias a la velocidad del pensamiento –la velocidad del maduramiento de una semilla–.

El último aire principal "acompaña" al fuego digestivo y al fuego místico cerca del ombligo. A un nivel, destila los nutrientes de la comida y los distribuye por todo el cuerpo. A otro, hace posible el flujo descendente del néctar radiante de la coronilla, engendrando conocimiento, gozo y nuestra transformación en ángel.

III. 41-42 Cuando diriges el esfuerzo combinado sobre la relación entre el oído y el espacio, obtienes el poder angelical del oído. Cuando diriges este esfuerzo a la relación entre el cuerpo y el espacio, obtienes un poder en la meditación según el cual te vuelves ligero como un copo de algodón pudiendo así volar por el espacio.

Shrotra-akashayoh sambandha
Sanyamad divyam shrotram.
Kaya-akashayoh sambandha sayamal
Laghu tula samapattesh cha-akasha gamanam.

En tiempos pasados, la palabra "espacio" tenía tres sentidos. Uno era, simplemente, espacio, la distancia que existe entre las cosas. El segundo significado, como ya mencionamos, es el lugar en sí: aquél fenómeno estático que los objetos ocupan, permanecen en él y luego abandonan.

El tercero era el espacio en el sentido del vacío resultante una vez descubres que algo que creías que estaba allí, en realidad, nunca ha estado. Es este sentimiento que surge cuando, después de una cena en un restaurante caro, te pones la mano en el bolsillo y te das cuenta de que te has dejado la billetera en casa.

Esta misma sensación de ausencia es la que aparece cuando comprendemos que nada de lo que nos rodea *viene hacia* nosotros sino que *sale de* nosotros. Entender que este espacio hace posible oír, comprender que este espacio posibilita a nuestro cuerpo estar allí, nos permite ajustar los "interruptores" sobre ambos objetos. Para que lo que no se oye se oiga, para que lo pesado resulte ligero. Una vez más, en primer lugar, usamos los poderes resultantes para ayudar a un número limitado de gente. A medida que crecemos, el número se vuelve infinito. Todos los poderes se despliegan de este modo —desde lo mundano a lo beneficioso, y de allí a lo Iluminado—. Al final la mente se mueve libre por este espacio que viene de lo que nunca estuvo allí.

III. 43-44 Aquellos que ya no perciben nada más como existiendo fuera experimentan la transformación en el cuerpo supremo. Con esto, se destruye cada velo que impide la luz. Dirige el esfuerzo combinado sobre el hecho de que este cuerpo burdo es un objeto que viene de aquella naturaleza sutil, y obtendrás un dominio sobre los elementos.

Bahir akalpita virtti mahavideha
Tatah prakasha-avarana kshayah.
Sthula svarupa
Sukshma-anvaya-arthavattva
Sanyamad bhuta jayah.

Estas líneas marcan el punto en el cual el esfuerzo combinado de la serenidad y la comprensión se ha sostenido durante tanto tiempo que, finalmente, nos transformamos en un ser capaz de servir a todos los mundos. Llegados a este punto tendremos cuatro partes o cuerpos distintos.

En cierto modo, ya poseemos la primera parte de un Ángel, y siempre la tenemos, y es *el simple hecho de no ser lo que somos* ya que no eres la persona a la que se otorga esa palabra: tu nombre. Más bien, el nombre —la imagen proveniente de la semilla— vino primero, y después hizo de ti lo que eres. Puesto que tú no eres tú de ningún otro modo, puedes convertirte en otra cosa —un ángel—. Y siempre lo has sido. Este es tu primer cuerpo.

Cuando entendemos que nuestra apariencia —nuestra apariencia física– también es disponible del mismo modo, empezamos a trabajar duro para acumular suficientes semillas para cambiar los elementos físicos actuales de nuestro cuerpo por los de un Ángel.

III. 45-46 Con esto alcanzas poder a niveles microscópicos y el resto. Logras un cuerpo perfecto que no puede ser dañado por nada. Consigues el cuerpo de la perfección, una forma hecha de luz, de apariencia exquisita, una estructura de fuerza diamantina.

Tatonima-adi pradhurvabah kaya sampat
Tad dharma-anabhigatash cha.
Rupa lavanya bala
Vajra sanhananatvani
Kaya sampat.

Hay una lista tradicional de ocho poderes menores que puedes usar para ayudar a los demás temporalmente: la capacidad de empequeñecer y pasar por una hendidura, o agilizar tu cuerpo para volar por el espacio –los poderes mencionados antes–.

Sin embargo, llegados a este punto, hemos alcanzado el desarrollo completo de estos poderes, que es el segundo cuerpo de un Ángel: billones de diferentes formas físicas que podemos enviar. Imagina la capacidad de aparecer como animal doméstico para una persona solitaria, o incluso como su programa televisivo favorito.

A continuación imagina poder llenar todo el mundo con seres diferentes, todos interactuando entre sí, más todas las cosas que usan a diario. Para un yogui realizado, el primero podría ser considerado como cosa "pequeña"; el segundo como "de poca importancia".

De modo que, de verdad, yo podría ser la última persona aquí que aún no se ha convertido en un Ángel.

En el centro de todas estas formas que el Ángel está enviando se encuentra el cuerpo "base". Este es el tercer cuerpo, el cuerpo del paraíso, exquisito e indestructible. Nunca nos dejará hasta que nos convirtamos en él o ella.

III. 47-48 Si diriges el esfuerzo combinado sobre el hecho de que los sentidos que aprehenden los objetos también dependen de su propia naturaleza, su ser verdadero, logras el dominio sobre los poderes sensoriales. De modo que también dominarás aquello que adopta el aspecto: lo principal, el veloz mensajero de la mente.

Grahana svarupa-asmita-anvaya-arthavattva
Sanyamad indriya jayah.
Tato mano javitya vikarana bhavah
Pradhana jayash cha.

Hasta ahora hemos logrado tres cuerpos: el cuerpo del "vacío" que hace posible los tres restantes, más dos cuerpos físicos: el que enviamos en formas infinitas; y otro que tenemos en nosotros, en nuestro paraíso.

El cuarto cuerpo es aquello en lo que se convertirá nuestra mente. Nuestras facultades sensoriales perciben los objetos y luego informan a la mente. La mente, como veremos más profundamente en el último capítulo, es como un espejo, asumiendo la forma o aspecto de lo que sea que le presentan los sentidos. Cuando ves una manzana roja, una parte de tu mente está en un sentido imbuida de color bermellón.

A la mente le lleva una milésima de segundo identificar los objetos que se le presentan —incluyendo el organizar los pensamientos-sonidos en pensamientos-palabras—. De modo que, en un sentido, siempre estamos una milésima de segundo retrasados con respecto a lo que nos va sucediendo a nuestro alrededor, pero el personaje principal, la mente, es tan veloz que nunca la notamos.

En el último capítulo veremos cómo la verdadera naturaleza de cada parte de este proceso es que sigue viniendo *de* la mente. Comprender esto nos permite lograr el cuarto cuerpo: el poder de conocer todas las cosas.

III. 49-50 Esto pues se convierte en el sostén de todo y un conocedor de todo, ya que todo —sea la realidad que nos rodea o la gente misma— no es nada más que sus manifestaciones. Y si podemos evitar el apegarnos incluso a esto, podemos destruir todas las semillas negativas. Aquí está la pureza completa.

Sattva purusha-anyata-akhyati
Matrasya sarva bhava-adhishthatirtvam
Sarvajnyatirtvam cha.
Tad vairagyad api dosha bija
Kshaye kaivalyam.

El Maestro, una vez más, resume el único modo de alcanzar los cuatro cuerpos de un Ángel. Al final, la mente subyace en todas las cosas —proyectando todo aquello de lo que somos conscientes, incluso nosotros mismos—. En último término, la mente colma su verdadera capacidad de ver directamente cada uno de estos objetos —pasado, presente o futuro—.

En un giro final, hemos de comprender que, incluso nuestra *comprensión* del funcionamiento de todo esto es, *en sí*, una proyección: una imagen mental que se presenta a nuestra mente cuando se abren paso semillas extraordinariamente raras y poderosas.

Las ideas presentadas en el librito del Maestro Patanjali sobre el yoga, especialmente las descripciones de los poderes que acabamos de explicar, *vienen de ti.* Que entiendas estas ideas como claves para colmar el destino de este mundo, o que todo te parezca un cuento, *también viene de ti.*

Comprender la vacuidad de la comprensión tiene el efecto de destruir billones de viejas semillas negativas de la mente. Esto, en sí mismo, nos acerca al objetivo final: la pureza total.

III. 51 Y llegará el momento en el que te invitarán a ocupar un lugar entre ellos. Debes ser motivo de orgullo para tu familia, en caso contrario volverás a ser víctima de todo lo que querías evitar.

Sthanyupanimantrane sanga
Smaya-akaranam punah
Anishta prasangat.

En el primer instante en que cogiste este libro, atrajiste la atención de gente muy importante: todos aquellos que han estudiado el libro en los últimos dos mil años, aquellos que lo han comprendido y practicado y se han convertido en un Ángel.

Simplemente por *pensar* en las ideas que hemos leído hasta ahora, te has vuelto parte de un cierto grupo de personas: personas que se preocupan por el dolor del mundo, gente que tiene la chispa de una elevada comprensión en su interior, que creen que –de algún modo– debe de haber una *clave* para detener la muerte y la infelicidad.

Hemos dicho que teníamos que entender el hecho de la comprensión misma –que también viene de las semillas– y que las únicas semillas de las que podría provenir se plantaban al querer ser alguien que rescata al resto de nosotros.

Por supuesto, con tu desarrollo –a medida que tus poderes crecen– tu dolor físico y emocional empezará a desaparecer, hasta llegar a un punto en que puedes quedar atrapado, pensando en quedarte en esto. Pero entonces, esta gente importante se presentará ante ti, y te invitará a formar parte de una familia más elevada, que solo actúa para la felicidad de toda la familia, de todos los seres conscientes.

III. 52-53 Si diriges el esfuerzo combinado sobre las dos etapas de este momento, obtienes el conocimiento que viene de no discernir. Obtienes la capacidad de estar en los dos por igual, sin impedimento alguno: nacimiento, tipo o lugar.

Kshana tat kramayoh sanyamad
Avivekajam jnyanam.
Jati lakskana deshair
Anyata-anavachedat tulyayos
Tatah pratipattih.

Al final, cuando obtenemos los cuatro cuerpos, hay tres momentos cruciales.

El primero es justo antes de ser un Ángel: estamos en lo que se llama "la sabiduría del instante final". Para llegar a él hemos visto la realidad última y suprema de modo breve y directo, en el Sendero de la Visión. Y a partir de entonces hemos ido trabajando y atravesando los siete niveles, usando aquella visión y discerniendo —es decir, ser consciente de que, incluso ahora, el modo en que aparecen las cosas no es el modo en que existen de verdad—.

Durante los tres niveles que siguen, no nos es preciso discernir de este modo: ya no tenemos semillas para que las cosas ni tan siquiera *aparezcan* ante nosotros de modo erróneo. Esto nos conduce al momento final: vamos más allá y en el instante siguiente tenemos este nuevo conocimiento —el poder de conocer todas las cosas— resultado de los últimos tres niveles.

Durante una fracción de segundo, nos encontramos disfrutando de un cuerpo exquisito, en el paraíso. Y después, debido a la oración que hemos elevado durante incontables vidas para poder servir a los demás, sin esfuerzo alguno, aparecemos en todos los mundos, bajo la forma de un Ángel.

III. 54-55 Obtienes el conocimiento que viene de discernir, el que te libera y permite ver todas las cosas y el modo en que existen, sin tener que alternar entre los dos. Cuando la persona y la realidad que la rodea son puras por igual, has alcanzado la pureza total.

Tarakam sarva vishayam sarvatha vishayam
Akramam cheti vivekajam jnyanam.
Sattva purushayoh shuddhi samye kaivalyam.

Antes de llegar al objetivo final, es del todo imposible percibir la realidad última y, al mismo tiempo, la realidad engañosa habitual. Para poder experimentar la realidad suprema es preciso encontrarse en un profundo estado de meditación. De modo que no podemos ayudar a nadie sin practicar la meditación, cada día.

En un sentido, todas las cosas vienen de esta capacidad básica de discernir entre el modo en que siempre creíamos que existían las cosas y el modo en que sabemos que verdaderamente existen.

Incluso a niveles muy elevados solo podemos alternar entre ver la realidad última, durante la meditación profunda, y al salir, encontrarnos fuera de ella, en la realidad engañosa. Este estado de cosas cambia cuando alcanzamos el cuerpo de un Ángel: entonces, y solo entonces, podemos ver todas las cosas y todas las criaturas en el mundo, amarlas totalmente, servirlas y simultáneamente ver su realidad más elevada: vacío absoluto.

Este conocimiento y amor planta semillas puras que hacen posible su existencia en el momento siguiente, y esto a su vez planta las semillas para que exista en el instante inmediatamente posterior, y así eternamente, pureza total.

Cuarta Piedra Angular

El Capítulo sobre la Pureza Total

IV 1-3 Los poderes se pueden lograr por nacimiento, por medio de hierbas, embrujos, prácticas extremas, o gracias a la meditación profunda. La transformación que ocurre entre nacimientos es realizada por la naturaleza. Para liberarnos hemos de destruir los velos de las cualidades de las cosas. Y después debemos convertirnos en jardineros

Chaturthah Kaivailya Padah

Janmaushadhi mantra tapah samadhija siddhayah.
Jatyantara parinamah prakirtyapurat.
Nimittam aprajokam prakirtinam
Varana bhedas tu tatah kshetrikavat.

El primer capítulo presentó los cinco senderos que conducen a la perfección. Los siguientes dos capítulos nos condujeron allí por medio de las ocho ramas. El último capítulo nos conduce al mismo lugar mediante los detalles mentales. Hay muchas maneras de obtener los poderes especiales que mencionamos. Si una persona está muy apegada a su casa, por ejemplo, después de morir podría regresar a ella como espíritu o fantasma, con poderes como el de atravesar paredes.

Las personas fallecidas en el mundo de los espíritus, esperando su siguiente vida, automáticamente logran poderes similares y tratan de contactar con sus seres amados. Por naturaleza, este tipo de existencia y sus poderes termina en un máximo de tiempo de siete semanas. Además, uno puede ganar poderes especiales y visiones usando hierbas o drogas, o mediante prácticas austeras como la privación del sueño, o el ayuno drástico. O se pueden pronunciar embrujos especiales para volar o tocar el fuego. El problema con todos estos métodos es que, sencillamente, no los podemos mantener a voluntad. En lugar de entretenernos con ellos debemos dominar la meditación profunda y entender que las cualidades que poseen todas las cosas vienen de nuestras semillas. Entonces de una manera tranquila, alegre y constante hemos de cuidar el jardín de nuestra mente para producir un paraíso.

IV. 4-6 Las emanaciones sólo son posibles a causa de la naturaleza de los estados mentales. Cuando destruyes la actitud errónea, la mente se libera de ideas de uno o muchos. Contemplar sobre este punto en meditación elevada destruye el almacén de semillas.

Nirmana chittanyasmita matrat
Pravirtti bhede prayojakam
Chittam ekam anekesham.
Tatra dhyanajam anashayam.

El poder más importante del último capítulo era la capacidad de emanarnos o manifestarnos para ayudar a una persona primero y, posteriormente, a infinitas. En ambos casos se requiere un estado mental específico llamado "Estado de Emanación". Podemos entrar en este estado porque su naturaleza también es la de ser producido por nuestra amabilidad hacia los demás.

Un ejercicio popular en el pasado para ver que las cosas vienen de nosotros era el "ni uno ni muchos". No puedes ver un coche sin ver sus partes. Pero puedes tener todas las partes de un coche y aún así no tener un coche –en consecuencia las partes no son el coche–.

Así pues, si las partes que son imprescindibles que veas no son el coche, entonces ¿de dónde viene el coche? Claramente, de dos o tres de dichos coches que la mente ha percibido con anterioridad.

Comprende esto mismo con respecto a tu mente –comprende esto sobre la *idea* de enviar incontables clones de ti mismo para ayudar a la gente– y ya has completado la mitad del camino hasta el final.

Meditar en el modo de existencia real de las cosas destruye el almacén de semillas negativas, como vimos al final del primer capítulo. Cuidar del jardín entraña dos cosas: plantar flores y podar las malas hierbas.

IV. 7-8 Los actos hechos por un auténtico practicante no son
ni blancos ni negros. Los que hacen los demás son de tres
clases. En ese punto, las correspondientes consecuencias que
madurarán de ellos son perfectamente obvias por las semillas
que han plantado.

Karma-ashukla-akirshnam yoginah
Trividham itaresham.
Tatas tad vipaka-anugunanam
Eva-abhivyaktir vasanam.

Si en realidad nuestras vidas son conducidas por viejas semillas
que maduran en nuestra mente, entonces lógicamente la vida
es un poco frustrante. Muchas de las acciones inmediatas que
adoptamos para conseguir lo que deseamos, simplemente, no
resultarían. ¿Y no es precisamente así como funciona?

Cuidar el jardín de tu realidad significa coger el timón
de tu vida: saber exactamente cómo conseguir lo que deseas
porque entiendes con precisión qué semillas plantar y de
qué modo madurarán. *Esto* es yoga, *esta* es la práctica verdadera.

La mayoría de la gente planta, constante y ciegamente,
tres tipos de semillas en su jardín mental: muchas pequeñas
semillas negras negativas instante a instante; muchas semillas
"neutras" plantadas por nuestra constante mala interpretación
fundamental de las cosas; y algunas ocasionales buenas semillas blancas, ayudando a los demás. Debes comprender que
incluso las semillas blancas plantadas *sin comprensión* causan
dolor, porque se desgastarán. Millones de semillas blancas
han creado tu vida y se están usando y gastando mientras lees
estas palabras. Los auténticos practicantes plantan las mismas
semillas buenas con comprensión; en lugar de plantar semillas
negras o blancas impuras, solo plantan blancas pero puras, y
de este modo llevan el timón de sus vidas.

IV.9-11 Vidas distantes, lugares distantes y épocas distantes todas vienen aquí y ahora, ya que pensar en ellas y sus semillas para hacerlas surgir, asumen la misma forma. Ellos las ven eternamente, desde el sin principio y en adelante, sin ningún resto. La estructura de las causas y los efectos se mantiene gracias a ciertos factores; desaparece cuando aquellas lo hacen.

Jati desha kala vyavahitanam apyanantaryam
Smirti sanskarayoh ekarupatvat.
Tasam anaditvam chashisho nytyatvat.
Hetu phala-ashraya-alambanaih
Sangirhitatvad esham abhave tad abhava.

Puedes recordar o pensar en tu lugar fantástico de vacaciones justo ahora, pero no es lo mismo que estar allí –solo es la imagen mental de estar allí–. En consecuencia, si las cosas son sólo imágenes mentales ¿por qué *no es* lo mismo que estar allí?

Cuando *pensamos* en un lugar hermoso, una semilla ha madurado en nuestra mente para imaginarlo. Cuando estamos *sentados* en un lugar bonito, una semilla ha brotado para estar allí. De modo que –como puedes imaginar– no importa lo mucho que *desees* estar allí, no vas a lograrlo solo porque lo *quieras*.

El único modo de estar allí es plantar conscientemente las semillas adecuadas –por ejemplo, proporcionando unas bonitas vacaciones a alguien–. Y después, siéntate y observa los fuegos artificiales.

Una persona buena en la jardinería utiliza un poderoso catalizador interno: la sabiduría y el deseo de ayudar a los demás. Después puede esbozar incluso sucesos mentalmente distantes, y estar allí. Puede viajar hacia atrás y hacia delante en el tiempo sin dejar nada por conocer.

Cuando la mala interpretación cesa, el viejo almacén se derrumba y es reemplazado por semillas puras que se auto-perpetúan.

IV 12-14 Es así porque aquellos que comprenden la existencia de las cosas han trascendido la idea de que el pasado y el futuro son periodos que existen por sí mismos. A ellos les resultan evidentes los detalles más sutiles de la naturaleza de las cosas. Puesto que las permutaciones de las cosas no son sino una, su base es el vacío.

Atita-anagatam svarupatosyadhva bhedad dhar-manam.
Te vyakta sukshma guna-atmanah
Parinamaikatvad vastu tattvam.

Aquí hay otra fácil demostración de la vacuidad. El jefe entra en tu oficina y te pega la bronca por haber perdido un pedido de un posible cliente. En realidad, su rostro solo se enrojece levemente y su voz se eleva unos decibelios, pero algunas semillas en tu mente despegan y sobre estos datos imponen la imagen fija de una persona desagradable.

Otra persona en la misma habitación podría encontrar que el jefe es muy razonable. Las semillas de dicha persona despliegan una imagen diferente de él. Ninguna de las imágenes es, necesariamente, correcta. La "desagradabilidad" o "agradabilidad" no fluyen desde el lado del jefe. Y este hecho es su vacío.

Los antiguos meditadores pudieron establecer que la impresión de que el tiempo transcurre solo sucede a causa de sesenta y cinco imágenes separadas que despegan de nuestra mente a cada chasquido de dedos; curioso, casi el número de tomas por segundo en una película.

El tiempo es como el jefe. El modo en que lo vemos transcurrir —cuando estamos en la consulta del dentista o en compañía de un buen amigo— depende por completo de nuestras semillas. Los que entienden estos detalles sutiles pueden definir su propio tiempo, con la ayuda de la jardinería. Puesto que la vacuidad es el fundamento que subyace en cada suceso, todos somos capaces de ver lo que ha ocurrido en el pasado y lo que ocurrirá en el futuro, en este mismo instante.

II 15-16 Puesto que los dos estados mentales son distintos, toman diferentes rutas para experimentar esta misma base. Y no es el caso de que ninguno de ellos pudiera, mediante alguna otra cosa, experimentar dicha base sin una percepción correcta. Si esto pudiera ocurrir, cualquier cosa podría ocurrir.

Vastu samye chitta bhedat
tayor vibhakta panthah.
Na chaika chitta tantram vastu
Tad apramanakam tada kim syat.

Si la vacuidad es lo más importante —el fundamento que hace posible que ocurra todo—, ¿por qué nos resulta tan difícil de entender? Para encontrar la respuesta, regresemos al Gran Error. Hemos venido insistiendo en que —a un nivel—, toda percepción es errónea. Pero, si la mente está cometiendo un error fundamental a cada momento de nuestras vidas, entonces ¿cómo vamos a poder atraparnos cometiéndolo si el instrumento mismo que usamos es defectuoso?

Algunas personas sostienen que nunca vamos a poder ver la verdad con esta mente defectuosa. Otras dicen que es posible trabajando con la autoconsciencia: un rincón independiente de la mente que la escucha y observa, aunque la mente misma nunca vea nada correctamente.

Los grandes Maestros de la historia afirman que estas dos ideas son tontas. Como dice el Maestro Patanjali en los versos de apertura, hay dos rutas para acercarse al fundamento verdadero del vacío. Una es el razonamiento —como un actor en una película que explica a la audiencia que la película no es la realidad—. Esto dirige a una experiencia correcta, directa, de la realidad última durante la meditación, activada por las semillas más puras.

IV. 17-18 Que la mente sea consciente de una base —un objeto— o no, depende de su exposición ante dicho objeto. Las funciones de la mente siempre consisten en ser consciente de algo, ya que esto último no depende del grado en el cual cada persona se haya transformado.

Tad uparaga-apekshatvat
Chittasya vastu jnyata-ajnyatam.
Sada jnyatash chitta
Virttayas tat prabhoh
purushasya —aparinamitvat.

Si piensas en ello un momento, es claro que el único modo en que podemos afirmar que algo existe es si nosotros u otra persona, lo conocemos o sabemos. Quizás no siempre directamente, pero al menos mediante sus efectos: "vemos" que el aire sopla entre los árboles.

Si hay una realidad más elevada que nos salva y que subyace en todas las cosas, entonces también debe servir para poder ser percibida. Los objetos dependen de los sujetos, y los sujetos se apoyan en los objetos. Uno no puede existir sin el otro. No es verdad que no podamos ver la verdad.

La mente es como un espejo: coloca un objeto delante de ella, y el espejo asume su parecido. No es cierto que no podamos observar nuestra mente con la propia mente —incluso sin un exótico espectador— para descubrir de qué modo está cometiendo el Gran Error. Todo el mundo, sin importar su nivel espiritual, observa el funcionamiento de su propia mente, incluyendo aquellos que están en las dos rutas hacia la verdad.

Nuestros sentidos físicos detectan los estímulos externos; nuestro sentido mental detecta imágenes internas y pensamientos: en un milisegundo se presentan como grupo ante el espejo de nuestra mente, y percibimos el mundo y a nosotros mismos.

IV. 19-20 Esto no ocurre porque la mente sea consciente de
ella misma, puesto que ella sería entonces más bien el objeto
que ella ve. Puesto que serían uno y lo mismo, ninguna de
ellas sería el que está aprehendiendo el objeto.

Na tat svabhasam dirshyatvat.
Ekasamaye chobhaya—anavadharanam.

Sujetos y objetos no son, pues, necesariamente diferentes y
separados unos de otros. Los antiguos Maestros decían que
la mente es como un cuchillo; no puede cortarse a sí mismo.
Si la mente pudiera verse a sí misma un solo instante, no
podría ser lo que está siendo visto, o lo que ve.

Esto no contradice en absoluto lo que decíamos en el
segundo capítulo acerca de la percepción de sujetos y objetos como entidades diferentes y separadas, como causa de
todos nuestros problemas. Aquí "separado" se refiere sólo a
los sujetos y objetos que no vengan del mismo lugar: de las
semillas en nuestras propias mentes.

Es importante darse cuenta de que esto, en absoluto, es
el caso de que únicamente estamos viviendo en nuestras
propias mentes, confinados allí eternamente. Los objetos
externos y las demás personas puede ser un resultado de las
imágenes que estoy creando, pero esto no significa que no
sean reales o que no existan "allí afuera".

Las semillas los crean *como* si existieran allí afuera. Si no
te lo crees, sal y ponte delante de un coche en movimiento.
Su parachoques, proyectado por tus semillas, te romperá
las piernas —que también estarás proyectando— e irás a un
hospital proyectado y tendrás una elevada factura hospita-
laria muy *real*.

IV. 21-22 Cuando uno es consciente de cosas en la mente misma, ocurre tanto a causa de lo que conoce como de lo que es conocido; esto, no obstante, es debido a la memoria y las semillas. El modo en que la mente es consciente de sí misma es que cae en creer en la apariencia de que las cosas llegan a ella, cuando nunca salieron.

Chitta-antara dirshye buddhi buddher
Atiprasangah smirti sanskarash cha.
Chiter apratisamkrama-ayas
Tad akara pattau
Svabuddhi sanvedanam.

Pero, si la mente no puede verse a sí misma, ¿cómo puedo ser consciente de mi mismo?, ¿cómo puedo ser consciente de mis pensamientos?

Tómate un instante para pensar en cómo escuchas tus pensamientos. Escucha los pensamientos de tu mente.

Ahora, una pregunta: ¿eres tú el que *dice* lo que escuchas? o ¿eres tú el que *escucha* lo que oyes? Entiendes el problema.

En verdad, innegablemente somos conscientes de que pensamos. Lo que en realidad ocurre es que las semillas resultantes de cómo hemos tratado a los demás, despegan de tu mente y presentan pensamientos al espejo de nuestra mente. No estamos pensando nuestros pensamientos, son las semillas las que lo hacen.

Pero si este es el caso, ¿voy a ser siempre un testigo impotente ante lo que las semillas me presenten, sea cosas externas o mis propios pensamientos? ¿Qué ocurre con el libre albedrío? Vamos, de esto es lo que trata este libro. No *puedes* controlar el momento presente. Te está ocurriendo *a ti*. Es como el cemento duro.

Pero tienes todo el poder y el derecho —y debes usarlos— para seleccionar qué tipo de semillas nuevas plantas en el jardín de tu mente.

IV. 23-24 La mente percibe todos sus objetos al exponer lo que se ve ante el que ve. Incontables semillas en nuestra mente nos hacen ver la gran variedad de cosas a nuestro alrededor. La manera en que funciona es que ellas organizan el conjunto de las partes de un modo particular.

Drashtir dirshyoparaktam chittam sarva-artham
Tad asankhyeya vasanabish chitram api
Para-artham sanhata karitvat.

Hemos establecido pues que la mente percibe todo lo que ve –incluso a sí misma– sólo cuando los objetos se presentan ante ella, el sujeto.

Aquí el Maestro nos recuerda de dónde vienen todos estos objetos –y por supuesto, incluye el espejo mismo–: de incontables semillas en nuestra mente, plantadas allí por el modo en que hemos tratado a los demás. De modo que, si piensas en ello, tiene sentido afirmar que el yoga auténtico no empieza con la tercera rama del yoga, los ejercicios de yoga, sino que, más bien, empieza donde debe hacerlo: en la primera rama, el autocontrol, cuidar de los demás.

El yoga físico no es la panacea total. No puede serlo. Es vacío: te podría romper el cuello o estilizar tu cintura. Que el yoga te *sirva,* te funcione –que la medicina te funcione, que tu coche se arranque hoy, que el sol se levante por la mañana– todo depende de cómo las semillas organizan tu realidad.

Nada influye en nada. Nada tiene el poder de hacer algo. Si algo funciona, es sólo porque hemos cuidado de los demás.

IV. 25-26 Los que han experimentado la extraordinaria Visión nunca dejan de meditar sobre el modo real de existencia del ser. Absorta después en el discernimiento, la mente prosigue hacia la pureza total.

Vishesha darshina atma bhava
Bhavana vinivirttih.
Tada viveka nimnam
Kaivalya pragbharam chittam.

En la época del Maestro Patanjali la gente no se relacionaba con los libros como lo hacemos en la actualidad: leerlo una vez de cabo a rabo, dejarlo a un lado, o tirarlo. La relación con un libro significativo era como la relación entre un matrimonio. Te sentabas y lo leías, lo estudiabas –probablemente lo memorizabas todo–, lo guardabas contigo toda la vida, como si se tratase de un amigo o asistente. Ahora que has leído este libro, debes *usarlo*. Es preciso que atravieses los cinco senderos que cada buscador debe atravesar.

En primer lugar, probablemente vayas a necesitar pasar por algún desastre personal –un divorcio, enfermedad o la pérdida de un ser querido– para que te formules preguntas, y así cojas el libro y lo leas.

En segundo lugar, es preciso estudiarlo cuidadosamente; buscar un guía "de carne y hueso" si puedes. Dedica mucho tiempo a pensar en las semillas, y especialmente en la idea de la vacuidad, del vacío. Será preciso plantar *nuevas* semillas para entenderlo todo. Sé *bueno* con la gente, dedica toda esta energía para que te reporte sabiduría y comprensión.

En tercer lugar, aprende a meditar bien, trabaja para conseguir el amor supremo y para ver la verdad última. Unos veinte minutos en dicha verdad suprema te lleva al cuarto punto: discernir entre el modo en que aparecen las cosas y el modo diferente en que tú sabes que existen.

IV. 27-28. Debido a las semillas, ciertos factores intervienen durante los intervalos. Son destruidas del mismo modo en que se ha descrito en el caso de los pensamientos negativos.

Tach chidreshu pratyaya-antarani sanskarebhyah.
Hanam esham kleshavad uktam

Si el tercer sendero –el Sendero de la Visión– ocurre en cuestión de minutos, atravesar el cuarto, el Sendero de la Meditación, puede llevarte toda una vida o más. Este es un periodo en el que, tradicionalmente, las prácticas físicas del yoga son muy importantes: trabajar desde el exterior, así como desde el interior. Golpear desde el exterior de una cañería bloqueada para desatascarla, al mismo tiempo que introduces un bastoncito desde el interior. Todo esto significa trabajar para aflojar las constricciones producidas por los canales laterales, la mala interpretación de sujeto y objeto: nosotros mismos y el mundo.

Llegados a este punto, poseemos los instrumentos para trabajar en el almacén, pero nuestro trabajo aún es imperfecto. Esta labor misma puede provocar explosiones menores en el intervalo: es como limpiar un viejo campo de minas. Encontramos obstáculos, pero ya hemos visto cómo será el final de las semillas y no desesperamos.

Digamos que te encuentras con una persona iracunda, ¿vas a enfadarte con ella sabiendo, en primer lugar, que eres tú quien la ha creado; y en segundo lugar, que tu reacción habitual ante ella es, precisamente, lo que hará que siga apareciendo en tu mundo?

De modo que, primero, desaparecen las emociones negativas y, a continuación, todas las semillas relacionadas con ellas –todas eliminadas por la sabiduría–.

IV. 29-30 Ya nunca más tendrás que afrontar viejas deudas, ni siquiera una de ellas. Has logrado la meditación de la "galaxia de enseñanzas", una revelación acerca del modo de ser de las cosas, más allá de todo discernimiento. Con esto destruyes todos los pensamientos negativos y actos ignorantes.

Prasankhyanepyakusidasya
Sarvatha-aviveka khyater
Dharma meghah samadhih.
Tatah klesha karma nivirttih.

Antes hablamos de los diez elevados niveles de desarrollo espiritual. Llegamos al primero cuando vemos por vez primera la realidad última, en el tercer sendero, el Sendero de la Visión. Desde allí hasta el séptimo nivel nos encontramos en el cuarto sendero, el Sendero de la Meditación, y usamos nuestra comprensión de la realidad última, teniendo en mente la distinción entre lo que *parece* real y lo que *es* real.

Hacia el final del cuarto sendero atravesamos tres niveles finales —los niveles "puros" — y destruimos las últimas semillas sutiles que nos limitan: todo lo que está relacionado con viejos pensamientos y actos negativos. Todo lo que hayamos podido hacer mal en incontables vidas se cancela y se elimina para siempre.

El décimo y último nivel —el final del cuarto sendero— se denomina "la galaxia de las enseñanzas". Ya tenemos la capacidad de visitar los paraísos perfectos de los Ángeles que han aparecido antes de nosotros. Estamos a punto de poder desplegar billones de réplicas de nosotros mismos en el universo para compartir las enseñanzas de este pequeño libro por medio de chorros de sabiduría que se esparcen como galaxias.

IV. 31-32 Y después te ves libre del velo de la impureza que cubre todas las cosas. Cuando desaparecen las trabas al conocimiento Todo lo que hay que saber queda reducido a la medida de un charco. Llegados a este punto, los que han terminado lo que tenían intención de hacer perfeccionan las cualidades que vienen de las etapas de transformación.

Tada sarva-avarana mala-apetasya
Jnyanasya-anantyaj jnyeyam alpam.
Tatah kirta-arthanam parinama
Krama parisamaptir gunanam.

En nuestra cultura tendemos a pensar que sabemos más que aquellos que nos precedieron. Es cierto, sabemos más cosas, pero olvidamos que podemos conocer una cosa *bien*: saber cómo funciona o existe de verdad. Si conocemos esto, conocer el resto de cosas que se pueden conocer en todos los océanos de este universo se convierte en nada más que cruzar un charco.

Por favor, no nos dejemos engañar por la vida y por la gente de mente estrecha del mundo, por los escépticos, y creamos que no somos capaces de hacerlo: convertirse en un Ángel de verdad, que ve todas las cosas y que ayuda a todos los seres.

Este librito sobre el yoga existe desde hace dos mil años porque funciona. En esta época moderna, las ideas que has estudiado aquí quizás no son ampliamente discutidas o aceptadas, pero si eres honesto contigo mismo, has de admitir que tienen mucho sentido.

No es que estas ideas pueden tener relación con una parte de tu vida, sino que te señalan tu destino —la razón misma por la que viniste al mundo— y ahora depende de ti cumplir dicho fin.

IV. 33-34 El antídoto de ese momento es el paso en el que logras la trasformación final. La pureza total es cuando aquellos que han entendido la vacuidad de la persona y de las cosas desarrollan cada una de las cualidades elevadas. Esto también acontece gracias al poder de la mente, para los que moran en su verdadera naturaleza.

Kshana pratiyogui parinama-aparanta
Nigrahyah kramah.
Svarupa pratishtha va chiti shakter iti.

Nos gusta la idea de un principio –nos hace sentir cómodos–. ¿Quién fue primero, la gallina o el huevo? ¿De dónde vino la primera semilla?

Una semilla siempre se planta como reacción al producto de una semilla anterior: cada persona que te haya podido herir vino de una semilla que plantaste cuando tú heriste a alguien que te hirió antes. No hay una semilla original, es imposible. Hemos estado aquí siempre, porque siempre hemos perjudicado a los que nos perjudicaron.

Parece un ciclo interminable. Pero una cosa nos salva: lo que llamamos "un antídoto espiritual". Si dos ideas están contendiendo para ganar el corazón, si una de ellas es falsa y la otra es cierta, la verdad siempre prevalecerá.

El antídoto último a todo el dolor del mundo es la vacuidad: las cosas que hacen ser otras cosas, sencillamente no existen, y nunca lo han hecho. No hace falta pelear más contra ellas. No hace falta perseguir al malo en la pantalla del cine.

Las cosas funcionan o existen solo porque vienen de nosotros, de nuestras semillas: de cuidar los unos de los otros.

Los autores deseamos expresar nuestro especial reconocimiento a la Sra Kimberley Veenhof, directora de Yoga Studies Institute (YSI) por su ayuda y aliento constantes a lo largo de todo el proceso del *Essential Yoga Sutra*.

Todos los ingresos generados por este libro serán donados al YSI, organización pedagógica no lucrativa, dedicada a preservar los antiguos manuscritos de yoga, traducirlos y presentar al mundo moderno esta sabiduría genuina, en Centros de yoga repartidos por todo el globo.

YSI organiza seminarios para presentar el Yoga Sutra y demás técnicas de yoga clásico auténtico. Por favor, ponte en contacto con el Instituto en yogastudiesinstitute.org si deseas información para organizar un curso de YSI en el Centro de yoga o escuela de tu ciudad.